U0755483

Chinese Materia Medica and Prescriptions

SPORTS TRAUMATOLOGY

伤科中药与方剂

主编　蓝肇熙　熊若虹

四川科学技术出版社

图书在版编目（CIP）数据

伤科中药与方剂 / 蓝肇熙，熊若虹主编. —成都：四川科学技术出版社，2009.11（2019.2重印）
ISBN 978-7-5364-6927-3

Ⅰ.①伤… Ⅱ.①蓝…②熊… Ⅲ.①伤科方 Ⅳ.R289.6

中国版本图书馆CIP数据核字（2009）第200644号

伤科中药与方剂
SHANGKE ZHONG YAOYU FANGJI

主　编　蓝肇熙　熊若虹

出 品 人　钱丹凝
责任编辑　郑　尧　肖　伊
封面设计　韩建勇
版面设计　杨璐璐
责任校对　尧汝英　程　丽
责任出版　欧晓春
出版发行　四川科学技术出版社
　　　　　成都市槐树街2号　邮政编码 610031
　　　　　官方微博：http://e.weibo.com/sckjcbs
　　　　　官方微信公众号：sckjcbs
　　　　　传真：028-87734039
成品尺寸　185mm×260mm
印　　张　8.5　字数190千
印　　刷　成都一千印务有限公司
版　　次　2009年11月第一版
印　　次　2019年2月第二次印刷
定　　价　42.00元

ISBN 978-7-5364-6927-3

邮购：四川省成都市槐树街2号　邮政编码：610031
电话：028-87734035

■ 版权所有　翻印必究 ■

前　言

伤科中药与方剂学是研究伤科中药基本理论、性能功效、应用方法及伤科方剂的药物配伍和临床应用的学科,是中医骨伤科的基础学科之一,它有着丰富的内容和重要的实用价值。

本书突出伤科遣方用药的特色以及伤科中药方剂的系统性和科学性,反映伤科用药用方的发展动向。在内容上,适当汲取了伤科中药与方剂的最新科研成果。

本书由上篇、中篇和下篇三部分组成。上篇为总论,主要介绍基本理论知识、药物性能、配伍、应用方法、伤科用药特点等基本概念以及方剂的组成、变化、剂型、用法、骨伤病的诊治原则等知识。中篇侧重介绍158味伤科常用中药,按药物功用的共性,结合治法进行分类,共分为清热药、活血祛瘀药、理气药、续筋接骨药、强筋壮骨药、祛风寒湿药、利水渗湿药、补益药、软坚散结药、泻下药、平肝息风药、香窜开窍药等13章。某些章节适当分节。各中药的标名,以沿用已久、考证无误的本草用名为正名。对于每味药物,基本上均按性味归经、主要功效、临床应用、用量用法、注意事项的体例论述,有的重要药物,适当介绍其现代研究的进展情况。下篇主要介绍伤科常用方剂86首,结合方剂的不同用法,分为理血祛瘀剂、开窍活血剂、接骨续筋剂、强筋壮骨剂、祛痹剂、外用剂等6章。某些章适当分节。每首方剂还简要介绍其现代研究进展。各章末均作小结,将该章方剂提纲挈领地予以综合、对比,区别各方的异同,以利掌握和临床较为正确地选择应用。

本书在编写过程中,得到了学院领导的大力支持和有关部门的积极协助,成都体育学院运动医学系侯乐荣教授、王煜教授审定了部分章节,并提出了宝贵意见,解勇副教授协助整理,在此谨表谢意。

由于编者水平有限,加之时间仓促,书中缺点错误在所难免,殷切希望读者提出宝贵意见,以便进一步修改,从而使本书更臻完善。

编　者

2008 年 12 月

目　录

下编 伤科常用方剂

上编　总论

第一章　中药学基本知识

在我国辽阔的大地上,分布着种类繁多,产量丰富的药材资源。药源有植物、动物和矿物,仅典籍所载,达3 000余种,多数药物有着长期的应用历史。几千年来,以之作为防治疾病的主要武器,对保障人民健康和民族繁衍起着重要作用。

这些药物中,植物药占绝大多数,使用也更普遍,所以古代相沿把药学叫作"本草"学。这些药物的应用充分反映了我国历史、文化、自然资源等方面的若干特点,有着独特的理论体系和应用形式,所以把它称为"中药",而"本草"学也相应地称为"中药学"。中药学是专门研究中药基本理论和各种中药的来源、采制、性能功效及应用方法等知识的一门学科,是中医学的重要组成部分。

第一节　中药学的发展简史

中药的生产和发展可追溯到远古时代,那时人类为了生存和自然界进行着艰苦斗争,在寻找食物的过程中发现了一些可以解除病痛的物质,这就是原始的药物。于是,古人称"医食同源",又把这个过程神话为"神农尝百草,一日七十毒"。

由于发现治病的物质日益增多,治疗经验不断积累,于是就产生了祖国的医药学。这方面的著作随着社会的发展,内容逐渐丰富,数量不断增加,成为我国古代文化的一个重要组成部分。它不但保证了我国各族人民的繁荣昌盛,也给予世界医药的发展以重大的影响。这些古代的中药著作不下数百种,是研究和发展医药科学的宝贵资料。古代中药著作丰富和发展的过程,反映了中药学的发展历史。

《神农本草经》为汉代人假托神农之名所著,收载药物365种,每药项下记载有性味、功能和主治,另有序例说明用药的基本理论,如有毒无毒、四气五味、配伍法度、服药方法及丸、散、膏、药酒等剂型,为汉代以前我国药物的总结,是我国第一本完整的药物学著作。

南北朝梁代陶弘景(452—536)将《神农本草经》加以整理补充,著成《神农本草经集注》,另又增加了汉魏以来名医所应用的药物365种,称为《名医别录》。每药项下不但对原有的性味、功能与主治有所补充,并增加了产地、采集时间与加工方法等,大大丰富了《神农本草经》的内容。

唐代药物品种增多,对外交通频繁,国外药物也陆续输入。为了适应形势的需要,唐朝廷派李责力等人主持增修陶氏所著本草经,称为《唐本草》,后又命苏敬等重新修订,增药114种,于唐显庆四年(659年)颁行,称为《新修本草》或《唐新本草》。本书由朝廷修订和颁行,所以可以称为我国古代的第一部药典,也是世界上最早的药典。《新修本草》收载药物844种,并附有药物图谱,图文对照,对于采药和鉴别药材增加了科学依据。该书不但对我国的药学发展有很大的影响,而且颁行不久即流传至国外,对世界医药的发展也作出了重大贡献。

宋代本草著作更多,最著名的为蜀医唐慎微编著的《经史证类备急本草》(简称《证类本草》)。他参阅了大量的经史资料,补充了很多药物,内容充实完备,当时朝廷曾派人3次修订,加上"大观"、"政和"、"绍兴"等年号,作为官书刊行。

明代伟大的医药学家李时珍(1518—1593),在《证类本草》的基础上,进行彻底修订,"岁历三十稔,书考八百余家,稿凡三易",编著成本草巨著《本草纲目》。在李时珍死后三年首次刊行。本书收载药物1 892种,附方11 000多个。李时珍在这部书中全面整理和总结了16世纪以前我国的药物知识。他改绘药图,订正错误,并按药物的自然属性,分为16纲,60类,每药之下,分释名、集解、修治、主治、发明、附方及有关药物等项。《本草纲目》体例详明,用字严谨,是我国本草史上最伟大的著作,也是我国科学史中极其辉煌的成就。李时珍亲自采药,深入群众,足迹踏遍大江南北,对药物进行实地考查和整理研究,纠正了古代本草中不少药物品种和效用方面的错误。这本巨著被译成多种文字流传于世界,对世界医药学作出了伟大贡献。《本草纲目》至今也是研究动、植物和矿物药物的重要资料。

我国古代人民通过长期的医疗实践,创建了祖国灿烂的医药事业,但在长期的封建统治下,没有得到很好的发展,特别是在鸦片战争到国民党统治时期,中国沦为半封建、半殖民地的社会,当时政府崇拜西洋,鄙视祖国医药,甚至对中医、中药采取蔑视和消灭政策,因而中药学不但得不到发展,反而备受摧残。新中国成立后,在党的正确方针指引下,祖国医药学得到了长足发展。医学界对中药的资源作了普查和鉴别研究,为了开发利用我国丰富的药用动植物资源,澄清混乱品,我们做了大量工作;在传统经验的基础上,应用植物学、化学和药理学的知识,对中药的来源、鉴别和临床应用等方面进行深入的研究和总结。代表这些工作的著作很多,如《中药志》(于1959—1961年间出版,近年并有改写的新版本陆续出版)、《全国品草药汇编》及南京药学院编写的《药材学》和《中草药学》等。我国药典1953年版收集了部分中药品种,自1963年版以来的各版则将中药及中成药和制剂单独汇编成册。

此外,还相继发现了许多药和药源,丰富了中药学的内容。为了适应我国医疗事业的需要,药用植物的栽培和药用动物的饲养也在不断发展,特别是中药化学成分和药理作用的研究取得了很大进展,为中药的进一步发展积累了宝贵的资料。

第二节 中药的命名

中药的命名都有其一定的意义,归纳起来,有以下几个方面。

因功效而命名 根据药物功效特点而命名,如接骨木是一种能接骨的植物,防风、祛诸风等。

因气味而命名 有些药物因有特殊气味,所以就根据其气味特点来命名,如麝香、茴香、

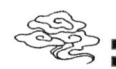

檀香之香,甘草之甘,细辛之辛,五味子具有五味等。

因形态而命名 根据药物形象而命名,如乌头形似乌鸦的头,牛膝形如牛的膝关节等。

因颜色而命名 根据药物的颜色而命名,如白芷、黄柏、红花、紫草等。

根据产地命名 如川连、川芎、川贝等,主产四川;杭菊、浙贝等产于浙江;广陈皮、广檀香等产于广东。其他如淮山药、潞党、丰城鸡血藤等,均因主产地而得名。某些中药常因产地不同,品质相差很大,如黄连以川连为优;细辛以东北产的北细辛为优。根据产地命名的中药材,习称为"道地药材"。

因生长特征而命名 如夏枯草,夏至后花叶枯萎;半夏的块茎成熟于仲夏等。

因入药部分而命名 如菊花、桂枝、橘皮、虎骨、羚羊角、桃仁等。

纪念人名而命名 如何首乌、使君子、杜仲、刘寄奴等,是以最先发现这一药物疗效的人名而得名。

外来药物的译名 以外国输入的药物译音为名,如曼陀罗、诃黎勒等。

第三节 中药的采集和贮存

一、中药的采集

中药大多是植物药。植物在生长的不同阶段,不同的部分如根、茎、叶、花、果实、种子等所含的有效成分的量各不相同,药性的强弱也随之有很大的差异。药物的采集,应该在有效成分含量最多的时候进行,才能得到质量较好的药材。一般来说,可按以下原则进行采收。

(一)全草

大多在植物充分成长,枝叶茂盛或开花的时期,有效成分含量较高,此时可贴近地面割下,如益母草、荆芥、薄荷等。有些药物可以连根拔起,如车前草、紫花地丁等。

(二)叶

大多在植物生长茂盛阶段,花将开放或正在开放时采摘,如枇杷叶、大青叶、紫苏叶等。此时叶子最健壮,有效成分含量较高。个别的药物不在此例,如冬桑叶,应在深秋经霜后采收。

(三)花和花粉

一般是采收未全开放的花蕾,或刚开放的花朵,以免香味散失或花瓣脱落,如金银花、辛夷、槐花,而红花则在花冠由黄变红时采集。由于花朵次第开放,所以要分次摘取。至于使用花粉的,如蒲黄、松花粉就要在花盛开时采收。

(四)果料和种子

除少数采用未成熟果实或果皮,如枳实、青皮外,一般都在果实成熟时采收。如果同一果序的果实成熟期相近,可以割取整个果序,悬挂在干燥通风处,以待果实全部成熟,然后进行脱粒。若同一果序不在同一时期成熟,则应分别摘取。有的果实成熟后很快脱落(如茴香)或成熟后即裂开而致种子散失(如豆蔻、牵牛子),这种果实最好在开始成熟时就进行采收。多汁的浆果容易损坏,应在清晨或傍晚采收,如女贞子、枸杞子等。

(五)根和根茎

通常在秋季植物地上部分开始枯萎,或早春植物开始生长抽苗以前采收。这时植物的养分多贮藏在根或根茎部,有效成分含量较高,质量较好,如苍术、桔梗、天麻等。也有些药物,如半夏要在夏天采收。多数根及根茎药物,需生长一两年以上才能采收。

(六)树皮及根皮

树皮一般在春夏季植物生长旺盛,浆液丰富时剥取,此时药物作用强,疗效高,而且较易剥离,如厚朴、黄柏等。不应将树皮整个一圈剥下,以免损害树干的输导系统,导致树木死亡。至于根皮,以秋冬后采集为宜,此时植物的养分多贮于根部,如苦楝根皮、桑白皮等。

二、中药的贮存管理

药物在采集以后,除原定鲜用的以外,都应进行干燥处理,妥善贮存,以保证药材质量。干燥是贮存以前的重要措施。植物药应除去泥土杂质和非药用部分,按不同的特性,采用晒干、阴干、风干或人工加温干燥等方法。

日晒干燥的方法,方便经济,常用于初步干燥茎类、根类以及种子药物,如桔梗、桑枝、牛蒡子等。由于绿叶经日晒往往变黄,色彩鲜艳的花瓣晒后褪色,都可能影响质量,尤其是芳香性药物不宜日晒干燥,故以上这几类药物可用室内阴干法。气候潮湿寒冷时,可人工加温和通风。

人工加温干燥法是在特制的烘箱或干燥室进行,其优点是温度可以控制,而且不受天气影响。多汁的浆果如枸杞,多汁的根茎如黄精、玉竹等应迅速干燥、温度以 70 ℃~90 ℃为宜。具有挥发性的芳香药、动物药及脏器组织,如川芎、乌梢蛇、胎盘须用较低温度(以 25 ℃~30 ℃为宜)缓缓干燥。

中药的贮存,主要应避免虫蛀、发霉变质以保持药效,便于长久保存。一般造成药物变质的因素主要有以下几方面:

(1)受潮,除药物本身所含水分外,室内通风不好、地面潮湿或室温太高,均能导致药物霉坏。

(2)有些药物长时间日晒,会使药物的颜色、质量变坏。

(3)有些药物由于空气中氧气直接引起生药成分氧化而降低质量。

(4)霉菌和害虫在其相应的温度和湿度下,容易生长繁殖,使药物出现发霉、虫蛀等现象。

由此可见,要很好地保存药材,确保疗效,必须消除上述因素。首先,干燥是最基本的条件,因为没有水分,许多化学变化不易发生,微生物也不易生长。其次,应该贮存在凉爽处,因为这样不但可以防止药物成分变化散失,还可以防止孢子和虫卵生长繁殖。第三,要注意避光,易受光线作用而引起变化的药物,应该放在暗处或贮存在陶、瓷容器和有色玻璃瓶中。第四,有些药物易氧化变质,应存放在密闭容器中。此外,也可以经常对易蛀的药物使用杀虫方法,常用的有硫磺熏法等。

有些药,如动物药,如果在贮存器具底下放些石灰,经常保持干燥,则能久贮不坏。

对于一些剧毒药品的贮存保管,要采取特种措施避免发生事故。

第四节　中药的炮制

炮制是中药材在应用前必要的加工过程。包括对原药材进行一般修制整理和部分药材

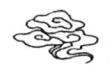

的特殊处理。由于药材大部分是生药,故其中不少药材必须经过特定的炮制处理,才能符合治疗需要,充分发挥药效。按照不同的药性和治疗要求有多种炮制方法。有些药材的炮制还要加用适宜的辅料,并且注意操作技术和火候掌握。炮制是否得当,直接关系到药效,而少数毒性、烈性药的合理炮制,更是确保用药安全的重要措施。

一、炮制目的

(1)除去杂质、泥沙、霉变和非药用部分,使药物纯净,才能确保用量准确或利于服用。如远志去心,海藻、肉苁蓉漂去咸腥味等。

(2)消除或降低药物的毒性、烈性或副作用。如大戟、甘遂、乌头、半夏、天南星等剧毒药,经过炮制,可消除或降低其毒性作用。

(3)改变药物性能,使之更能适合病情需要。如地黄生用凉血,制成熟地黄则能补血;蒲黄生用能行血破瘀,炒用则可止血。

(4)炮制加入的辅料,可与药材起协同、助溶等作用,以增加药物疗效。如醋制柴胡、延胡索可增加疏肝、镇痛的作用;蛤粉烫阿胶可增强润肺平喘、止咳化痰的效果。

(5)便于调配和制剂入药。如一般药材切片;矿物、贝甲、化石及某些种子类药物,质坚难碎,须经煅、炒、淬、轧、捣等方法处理,方可使有效成分易于溶出,并利于制成各种制剂。

(6)矫臭矫味。某些药物气味难闻难服,往往使人恶心,甚至呕吐,经用水漂洗或用酒、蜜、醋、土、麸等制后,可以消除其难闻难服的气味。如制龟板、鳖甲等,既可使之酥脆,又可除腥去臭;制阿胶可除腥臭气。

二、炮制方法

炮制的方法是经历代医家逐渐积累充实和发展起来的。明代陈嘉谟指出:"制药贵在适中,不及则功效难求,太过则气味反失。"他提出了火制、水制、水火共制,还根据不同药性和用药要求,采用盐、酒、醋、童便等炮制的方法,至今都还适用。归纳古今炮制的经验,其方法可大致分为以下几种。

(一)修制

1.纯净

除去药物中的泥沙、杂质和非药用部分,便于使用和进一步加工。如香附去毛,厚朴刮去粗皮等。

2.切制

根据药材的性质,按照一定规格,把药物切成或铡成短节、片状或丛状、块状,如桑白皮切丝,泽泻、白术切片,白茅根、麻黄铡成段,茯苓切成块状等。

3.粉碎

用手工或机械加工的方法使药物粉碎,便于制剂和服用。如龙骨捣碎后,便于煎煮或外用;川贝捣粉,便于吞服等。

(二)水制

用水或其他液体处理药物,以达到清洁、软化和调整药性的目的。水制的方法很多。

1.焖

焖又称润或伏,将药物用水或其他液体浸润后,放入密闭的容器中,经一定时间,在不损失或少损失药物有效成分的前提下,使药材变软,便于取出切片或作其他加工。如天麻、大黄、当归、厚朴等,在切制前,往往需要经过这道工序。

2. 漂

将药物置流水或水池中浸渍(后者应经常换水),以去掉腥味、盐分。如海藻、昆布、紫河车等,都需要漂制。

3. 水飞

将药物和水共研,或研成细末置水中搅拌,细粉混悬于水中,待沉淀后取出沉淀物,使之干燥备用。如有粗粉,可取出再研。此法制粉既细,又减少研磨中因药粉飞扬而造成的损失。矿物药类、贝甲类药物,如朱砂、炉甘石、雄黄、滑石等,即采此法制成。

(三)火制

1. 炒

根据药性和用药的要求,将药物置锅中炒黄、炒焦或炭化,以达到便于粉碎,缓和药性,提高疗效,减少烈性或副作用的目的。有的药物还需伴砂、土、麸、米等共炒,如土炒白术,麸炒枳壳,米炒斑蝥、砂炒穿山甲等,可提高药物的疗效,减少药物的刺激性。

2. 炙

用液体辅料拌炒药物,以改变药性,提高疗效或减少副作用。常用的液体辅料有蜜、酒、醋、姜汁、盐水、童便等。如蜜制黄芪、甘草,酒制川芎,醋炙香附,盐制杜仲等。

3. 煅

将药物置猛火中直接煅烧,或置耐火容器中煅烧,以药物或容器底部红透为度,使药物质地松脆,易于粉碎或煅烧成形(如血余炭)。

4. 炮

将药物用湿润的面粉或湿草纸数层包裹,置热炭或火中加热至粉或纸焦黑起烟为度。此法旨在减轻药的烈性和副作用,适用于生姜、甘遂、天雄等药物。

(四)水火共制

1. 煮

有的药物需用清水或其他液体煮制以减低药物的毒性或增强药物的功效。如酒煮黄芩等。

2. 蒸

将药物用水加温蒸后,取出晒干。有的药物如何首乌等,需要反复蒸晒数次,才能适合医疗的需要。

3. 淬

淬亦称炼,即将药物置火中锻炼至红透后,迅速投入水中或醋中,然后取出备用。有的需反复淬数次,方使药物酥脆,易于粉碎,如自然铜炼烧后用醋淬等。

4. 燀

燀亦称潬,将药物放入沸水中,使之微熟后,迅速取出。常用于种子类去皮以及肉质多汁类药物的干燥前处理,如杏仁、桃仁的去皮,天门冬的干燥前处理等。

(五)其他

有的药物还需用发芽、发酵、去油制霜等法处理,以达改变药性,增加新疗效的目的。如麦发芽,神曲、豆豉发酵,巴豆去油取霜等,都应根据药性和用药要求,采取适当的方法加以炮制。

第五节 中药的性能

根据中医理论,一切疾病的发生、发展和变化,都是人体阴阳邪正消长的过程。药物的基本作用,除消除外来致病因素外,更重要的是增强抗病能力,消除阴阳偏胜偏衰的病理现象。药物的这种作用,取决于药性的性能。我们必须熟悉药物的四气五味,升降浮沉等性能,以便临床应用时可以灵活运用,辨证施治。

一、四气五味

气是药物所具有的性能,可以通过机体对药物的反应表现出来。四气就是寒、热、温、凉。寒与凉、温与热只是程度上的差异,前两者属阴,后两者属阳。另外,平性药是指性质比较温和,偏寒偏热不甚明显者,这其实是四气中派生出来的。

寒、凉、温、热四种药性,在临床上常常都是与疾病属性相对抗的。如治疗热证常用寒凉药,治疗寒证常用热药,治疗新伤炎症常用寒凉药,治疗风湿寒痹常用温热药。

味是药物的味道,可经人的味觉辨别出来,五味即辛、酸、甘、苦、咸。另外还有一种淡味,淡而无味,也是由五味中派生出来的。

《内经》把五味分为两大类,认为辛、甘、淡能发散渗泄为阳,酸、苦、咸能涌泻为阴。其五味具体作用可归纳于表1-1-1中。

四气五味构成药物的性能,使各药的作用有所差异;有一药一味,也有一药兼几味。这样,对机体的作用就会更加复杂了。可见掌握药性是很重要的。

表1-1-1 五味的具体作用

药味	性质	具体作用	药物
辛	散	发散行气,行血	生姜、薄荷
酸	收	收敛固涩	五倍子、山茱萸
甘	缓	补益和中,缓急	甘草、麦冬、人参
苦	坚	燥泻	黄柏、大黄、黄连
咸	软	散结,软坚泻下	海藻、海浮石、芒硝
淡	泄	渗湿利尿	茯苓、猪苓

二、升降浮沉

升降浮沉,是指药物作用于人体的四种趋向。升是上升,降是下降,浮是表示上行发散,沉是表示下行泄利等。升和降、浮和沉都是相对的。凡药性是升浮的,属阳,都有升阳、发表、催吐等作用;凡药性是沉降的,属阴,都有清热、泻下、利水、散寒、渗湿、收敛、平喘、止呃、重镇安神、潜阳息风、消导积滞及降逆等作用。

升降浮沉,即是对药性认识的一种归纳,也是辨证施治的主要原则。病势上逆者,宜降不宜升;病势下陷者,宜升不宜降;病在表者,宜发表而不宜收敛;病在里者,宜用清热、泻下或温里、利水等沉降药,而不宜用解表药。在临证时,必须根据病变部位(上、下、表、里)的不同以及病势(上逆或下陷)的差别,针对病情恰当选用药物。

升降浮沉的药性和药物性味、质地有一定关系。一般说来,凡味辛甘,性温热以及花、叶等质轻药物,大都为升浮药;凡味苦、酸、咸、性寒凉及种子、果实、矿石等质重药物,大都为沉降药。上述情况也并不是绝对的,必须从药物的功效特点来考虑,同时药物的升降浮沉之性,还往往因加工炮制和配方中的影响而有所转化,在用药时应加以注意。

三、归经

归经是根据药物对于人体脏腑经络病变所起的特殊作用而对其性能的一种归纳。凡某药物能对某脏腑经络病变起主要治疗作用,该药即归入某经。

归经这一理论,是以脏腑、经络理论为基础,以所治具体病证为依据的。由于经络能够沟通人体的内外表里,在发生病变时,体表的病证,可以通过经络而影响内在的脏腑;脏腑的病变,也可以通过经络而反应到体表。例如,肺经病变,每见喘、咳,杏仁能治喘咳,因而归入肺经。肝经病变,每见眩晕、胁痛、抽搐,天麻、全蝎能治眩晕、抽搐,因而归入肝经。多数药物能治几个脏腑的病变,故可归入几经。一药入几经,是人们在长期的临床观察中,根据药的疗效总结出来的,它对临床实践有重要的指导作用。

在临床用药时,除掌握药物的归经外,还应该与四气五味、升降浮沉、补泻等性能结合起来。因为任何脏腑、经络的病变,都可能有寒、热、虚、实的不同;同归一经的药物,也有温、清、补、泻的区别,所以在用药时,必须将中药的归经、四气五味、升降浮沉等多种性能结合起来,才会收到预期的效果。

四、有毒与无毒

本草书籍中,常在每一味药物的性味之下,标明"有毒"或"无毒"等字样。"毒药"一词,在古代医药文献中常是药物的总称。如前所述,药性都各有偏性,这种偏性就是"毒"。

在《素问》中有这样的记述:"大毒治病,十去其六;常毒治病,十去其七;小毒治病,十去其八;无毒治病,十去其九。"《神家本草经》把药物分为上中下三品,根据就在于药物的毒性大小。有毒的药物用后多有强烈的医疗作用。可见在古代对于"毒"的概念是广义的。张子和说:"凡药皆有毒也。盖气味之正者,谷食之属是也,所以养人正气。气味之偏者,药饵之性是也,所以去人之邪气。其为故也,正以人之为病,病在阴阳偏胜耳……是凡可辟邪安正者,均可称为毒药,故曰毒药攻邪也。"张氏的论述,进一步解释了毒药的广义,并阐明了毒性作为药物性能之一,是一种偏性,以偏纠偏也就是药物治病的基本原理。为了确保用药安全,后世许多本草书籍在药物性味之下所标注的"大毒"、"小毒",大都是指一些具有一定毒性或副作用的药物,使用不恰当就可能导致中毒,所以此"毒"的含义不是古时广义的概念。

认识每一药物有无毒性以及毒性之强弱非常有意义。在医疗上有时可以采用"以毒攻毒"的法则来治病,如应用适宜的毒药来解疮毒、除毒疗、杀虫等。同时,认识各种药物的有毒、无毒、大毒、小毒,可以帮助我们理解其作用之峻利或和缓,才能根据病体虚实、疾病深浅来选用药物和确定用量,并可通过必要的炮制、配伍、制剂等环节来减轻或消除其有害作用,以保证用药安全。

第六节　中药的应用

中药的应用,包括配伍、禁忌、用量、内外用法和注意事项等内容。在熟悉和掌握药性的基础上,根据病情和治疗要求,正确使用药物,对于充分发挥药物的疗效,确保用药安全具有十分重要的意义。

一、配伍

两种以上的药物的配合应用叫配伍。配伍不仅可对复杂的病情全面兼顾,且可利用药物间的协同或拮抗作用,控制短处,发挥长处,以期取得更好的疗效。前人把单味药的应用和药与药之间的配伍关系总结为7个方面,称为"七情",即单行、相须、相使、相畏、相杀、相恶和相反。

1.单行

单味药即能发挥预期的治疗作用,不需其他药物的辅助,如独参汤(单用人参)、清金汤(单用黄连)。

2.相须

即性能功效相似的药物相配伍,可以互起协调作用,增强疗效。如大黄配芒硝可增强攻下泻热的作用;金银花配连翘可增强清热解毒的功效。

3.相使

即性能功效不同或仅有某些共性的药物配伍,一种药可提高另一种药物的疗效。如黄芪配茯苓能提高黄芪补气利水的作用,黄芩配大黄,能提高黄芩清热泻火的作用。

4.相畏

即两种药物合用,一种药物受到另一种药物的抑制,而足以减低或消除它的烈性或毒性,如生姜能制半夏毒,故半夏畏生姜。

5.相杀

即一种药物能消除另一种药物的毒性或副作用,如生姜杀半夏毒,防风杀砒霜毒。

由此可知相畏和相杀是同一种配伍中的两种提法,是对药物的两个方面而言。

6.相恶

即两种药物配伍,能互相牵制而使疗效降低,甚至失去疗效。如生姜恶黄芩,人参恶莱菔子。

7.相反

即两种药物合用,会产生副作用或毒性,如"十八反"和"十九畏"中的药物。

二、禁忌

中药在临床使用中的禁忌,主要有配伍禁忌、妊娠禁忌和服药禁忌三种。

(一)配伍禁忌

系指两种配伍所产生副作用或毒性的药物,古人归纳为"十八反"和"十九畏"。其中少数药物与现今实际应用有出入,如甘遂与甘草就有同用的情况。

1.十八反

乌头反半夏、瓜蒌、贝母、白蔹、白芨;甘草反海藻、大戟、甘遂、芫花;藜芦反人参、沙参、丹参、玄参、苦参、细辛、芍药。

歌诀:本草明言十八反,半蒌贝蔹芨攻乌;藻戟遂芫俱战草,诸参辛芍叛藜芦。

2.十九畏

硫磺畏朴硝,水银畏砒霜,狼毒畏密陀僧,巴豆畏牵牛,丁香畏郁金,牙硝畏三棱,川乌、草乌畏犀角,人参畏五灵脂,官桂畏石脂。

歌诀:硫磺原是火中精,朴硝一见硬相争;水银莫与砒霜见,狼毒最怕密陀僧;巴豆性烈最为上,偏与牵牛不顺情;丁香莫与郁金见,牙硝难合京三棱;川乌草乌不顺犀,人参最怕五灵脂;官桂善能调冷气,若逢石脂便相欺;大凡修合看顺逆,炮爁炙,煿相依。

(二)妊娠禁忌

有些药物具有损害胎儿以致堕胎的副作用,所以应作为妊娠禁忌药物。一般可分为禁用与慎用两类。禁用的大多数是毒性较强或药性猛烈的药物,如巴豆、牵牛、大戟、斑蝥、商陆、麝香、三棱、莪术、水蛭、虻虫等;慎用的包括通经去瘀,行气破滞以及辛热等药物,如桃仁、红花、大黄、枳实、附子、干姜、肉桂等。

(三)服药禁忌

指服药期间,忌食某些食品,即通常所说"忌口"。古代文献有谓甘草、黄连、桔梗、乌梅忌猪肉,薄荷忌鳖肉,茯苓忌醋,鳖甲忌苋菜,常山忌葱,地黄、何首乌忌葱、蒜、萝卜以及蜜反生葱等。另外,在服药期间,凡属生凉,黏腻,腥臭等不易消化及有特殊刺激性的食物,都应根据需要加以避免,如热证忌食辛辣、油腻,寒证忌食生冷,疮肿及某些皮肤病忌食鱼虾等。

(四)用量标准

用量标准一般称剂量,首先是指每一味药的成人一日量,其次是指在方剂中药与药间的比较分量,即相对剂量。

中药的计量单位过去采用16进位制旧制,现在按国家规定一律采用公制。1 kg = 1 000 g,1 市斤 = 500 g,两以下规定采用16进位制的近似值进行换算即,1 两 = 30 g,1 钱 = 3 g,1 分 = 0.3 g,1 厘 = 0.03 g。

确定剂量时,要根据病者的年龄,体质强弱,病程久暂,病势轻重以及所用药物的性质和作用强度等具体情况来进行全面考虑。如病人平素体质壮实的用量宜重,年老体弱、妇女和儿童用量宜轻。小儿用量,一般是6~12岁为成人量的2/3,3~6岁为成人量的1/2,2~3岁为成人量的1/3,乳婴儿则应更少。

四、伤科用药原则

(一)用药原则

由于伤科患者的性别、年龄、体质及受伤季节各异,因此在遣方用药上应遵循一定原则,并注意以下几点。

(1)用药首先必须仔细辨证,在伤病判断清楚后,方可根据病情辨证下药,切忌贸然尝试,抱侥幸之心。

(2)骨伤用药多先治肌肉红肿而后治骨伤。在骨折治疗中,骨复位后应先下散瘀活血之品以消肿止痛。待肿痛减退,再施以接骨之药,否则会造成后遗症或收效不大。

如要治骨折伴严重软组织伤(筋肉损伤),或骨折后未能及时整复,以致引起严重红肿时,对骨折则暂施简单固定,首先着重治疗软组织伤,待肿胀减轻后,及时治疗骨伤,否则,会因软组织广泛破坏,渗出物大量瘀滞而给骨伤的整复固定带来困难,并使关节发生功能障碍。

(3)骨伤后期,如尚有酸胀的感觉,肿胀难消,此种现象多为外邪(风、寒、湿)所侵,因此应兼治外邪。如胀痛甚者,乃是寒湿所致,宜去寒湿,如上下关节胀麻和酸痛,则多为风湿阻

隔,宜宣散内湿。若外邪不除,则主病难愈,

(4)若骨折临近关节,则要慎用接骨药。如果误下接骨药,会使肌肉硬化,关节僵直。在脱位时,不宜施用接骨药,否则愈后将出现功能障碍。

(5)视伤病需要,可采用特殊与一般相结合的方法,酌情加减药味。

在足跖侧足跟底,因肌肤吸收药物差,使用一般药物疗效慢,所以除用一般软组织的药物以外,还应加用性能较强的药物,如南星、二乌等,必要时可加穿山甲等,以引药入深部。

在肌肤敏感性强的部位,如腋窝、腹沟等部位,则药性不宜过强,宜加刺激性小的药,如地龙、海藻、儿茶等,既不起硬化作用,又能达到治疗目的。在使用药物时,要掌握它的规律,有主次的配伍,要合乎治疗原则。

(6)治骨伤药中,常多用破积、散瘀药物。使用时应经常注意患者的年龄、性别及体质的差别,要谨慎用药,方不致误。

(二)对症下药例解

(1)凡新伤患者,不论严重与否,在局部必有程度不同的红肿、疼痛、灼热等现象。此时,应用散瘀、退热、行气的药物,如一号新伤药加大黄、黄芩,促进消热消肿,痛自然减轻。如局部红肿和灼热现象减轻,则不用加药,只用一号新伤药即可。

(2)凡骨折患者,为促进骨痂早日形成,可根据患者情况酌量增加含钙质或胶质药物,如螃蟹、脆蛇、龙骨、白芨、土鳖、鳔胶、儿茶等。这要在局部瘀散肿消之后才可使用。

(3)凡韧带伤者,首先宜散瘀消肿。若有僵硬现象,再加海藻、地龙、儿茶、昆布、南星、白蔹、豆根等软坚药;若有关节积液,则宜加木通、云苓、蓖麻叶等利水药;若韧带松弛和软弱无力,可加远志、甘草、杜仲、续断、白芨、五加皮、鱼鳔鲭、紫河车等强筋药。

(4)凡软组织伤者,宜加通经活血、续筋骨的药,如续断、木通、木香、土鳖、川芎等,不宜用含有钙质药物。

(5)凡陈旧性损伤,往往为湿所侵,宜加萆薢、羌活、海桐、千年健、防风、薜、贯众等。

(6)内服药剂严格遵守其禁忌事项。

(7)在一般情况下,如患者无伤科内服药禁忌症,可同时给以局部治疗的外敷药和整休治疗的内服药,以加强疗效。

(8)开放性损伤或有皮疹水泡者,暂不宜用外敷药。

(9)孕妇、妇女月经期或某些慢性病者,慎用伤科内服药。

(10)骨折后便秘,可服通导丸、导益丸等通便。

(11)损伤显著好转之后,可用膏药代替夹板。膏药除有治疗作用外,还起固定作用。

(12)所有外敷药大多每日观察一次,更换敷药或重新加水和蜜调制(或重新加醋调制)再敷。

(蓝肇熙)

第二章 方剂学基本知识

方剂学是阐述和研究方剂量测定的理论及其应用的一门学科。它与临床各科有着广泛而密切的联系，是中医学主要基础学科之一。

第一节 方剂与治法的关系

方剂是由药物组成的，但它不是随意凑合药物，而是以治法为依据选择适宜的药物组合而成，这便是所谓"依法立方"。法是制方的理论依据，方是治法的具体体现。未立法，先拟方，这种方剂，仅凭主观想像堆积一些药物，所拟之方叫作"有药无方"，用以治病多无效果。只有在辨证立法的基础上，依据一定的法则，才能组成有效方剂。临床见食少便溏，面色苍白，语声低微，四肢无力，脉细而弱，辨证属脾虚气弱，法当补气健脾。这个补气健脾法，便是指导治疗上述病证的配方依据。四君子汤就是按补气健脾法组合而成，所以能获得临床效果。

随着医学的发展和医疗实践的需要，中医的治法内容日趋完善，方剂数量高精尖与日俱增。汉代张仲景《伤寒杂病论》仅收载方剂 300 余首。至明代的《普济方》，所收载的方剂竟达 61 739 首之多。新中国成立后搜集的民间单方、验方数以万计，进一步丰富了方剂的内容。这么多的方剂，怎样应用于临床，根据方是法的体现这一观点去理解方剂的作用，则不难灵活应用。

第二节 方剂的组成

方剂，是在使用单味药治病进而用多味药治病的基础上开始形成的，又经历了从辨病施治到辨证论治相结合的过程，逐渐发展成熟。

一、组成目的

单味药组方剂有提高疗效、扩大治疗范围和减少毒副作用三个目的。

（一）提高疗效

药物通过有机的配伍组成方剂，可增强或综合药物的效力，以产生新的功效，从而提高治疗效果。如大黄泻实破瘀，当归行血调经，桃仁通经破血，三者合用，以增泻破瘀，通以行血之力，用于跌打损伤，骨折筋断初期，有较好的疗效。

（二）扩大治疗范围

药物通过配伍后，既可突出重点，又能照顾全面，更能适应病情的需要，同时，还能扩大治疗范围。如由大黄、芒硝、桃仁、甘草组成的桃核承气汤，有攻下瘀热之功，用治下焦瘀热互结之蓄血证；若兼有气滞者，在原方基础上，加入厚朴、枳实（加味桃核承气汤）以增行气消胀之力，用于伤后瘀积气滞胸腹胀满较甚者。

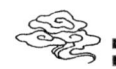

（三）减少毒副作用

药物通过有机的组合，既可增强药效，亦能相互制约，尤其在应用药性较烈或有毒性的药物时，常配伍相应的药物，起监制或消除对人体的不利因素。如十枣汤中的大枣，既可缓和、消除甘遂、芫花、大戟的毒性，又能补土制水，使之下不伤正。

二、组成原则

一首方剂的组成，既不是药物简单的堆砌，也不是单味药功效之和的体现，而是通过合理的配伍，产生新的功效。如桂枝汤，是由桂枝、芍药、生姜、大枣、甘草组成的，具有解肌发表，调和营卫的功效，是治疗外感风邪、营卫不和、汗出恶风、脉象浮缓的代表方剂。方中解表药物只有桂枝、生姜 2 味，其余 3 味均是补益药物，但组合后却表现出以解表为主的效力。

综上所述，方剂的组成，是根据病情的需要，在辨证立法的基础上，按照组方原则，结合药物的特性组合而成的。前人谓组方原则为君、臣、佐、使。《素问·至真要大论》云："主病之谓君，佐君之谓臣，应臣之谓使。"今将君臣佐使的含义说明如下。

（一）君药

针对主病或主证起主要治疗作用的药物，是方剂组成中不可缺少的药物。

（二）臣药

（1）辅助君药加强治疗主病或主证的药物。

（2）针对兼病或兼证起主要治疗作用的药物。

（三）佐药

（1）佐助药，即配合君、臣药以加强治疗作用，或直接治疗次要症状的药物。

（2）佐制药，即用以消除或减弱君、臣药的毒性，或能制约君、臣药峻烈之性的药物。

（3）反佐药，即病重邪甚，可能拒药时，配用与君药性味相反而又能在治疗中起相成作用的药物。

（四）使药

（1）引经药，即能引方中诸药至病所的药物

（2）调和药，即具有调和方中诸药作用的药物。

综上所述，可知除君药外，臣、使药都具有两种以上意义。在遣药组方时并没有一定的程式，既不是每种意义的臣、佐、使药都具备，也不是每药只任一职。前者如病情比较单纯，可仿"君一臣二"之制。后者如方中君、臣药无毒或作用并不峻烈时，便不需用消除或减弱毒性或制其峻烈之性的佐制药。君药兼有引药至病所的作用，则不需用引经的使药。每首方剂的药味多少，君、臣、佐、使是否齐备，全视病证大小与治疗要求的不同，以及所选药物的功效来决定。不管怎样每首方剂中必须有君药。君药的药味较少，而且不论何药在作为君药时，其用量相对作为臣、佐、使药要大，这是一般情况下的组方原则。至于有些药味繁多的复（重）方，可按其方药作用归类，分清主次即可。兹以复元活血汤为例说明组方原则的具体运用。

复元活血汤出自《医学发明》，有活血祛瘀、疏肝通络之功，是主治跌打损伤，瘀血留于胁下，痛不可触的有效方剂。其方解析如下：

君药　重用大黄，荡涤留瘀败血，柴胡疏肝调气，两者合用，以攻胁下瘀滞疼痛之症。

臣药　桃仁、红花、当归活血祛瘀，消肿止痛，助大黄通经破瘀，以治胁下之疼痛。

佐药 山甲、花粉通络散结,能消损瘀血,助大黄、桃仁破血下瘀通络止痛之力。

使药 甘草缓急止痛,调和诸药。

通过复元活血汤的分析,说明药物配伍成方,不仅存在主从关系,也存在药物间的内部联系,具有既突出重点,又照顾全面的作用。

三、组成变化

方剂的组成有其原则性,但临床运用,常有加减变化的灵活性。因为病情有轻重之分,患者体质有强弱之别,以及年龄有大小之差,季节有寒暖之变,生活习惯有南北之异等不同,故方剂的运用也要灵活。

(一)药味加减的变化

药味加减的变化,是在一首方剂中,主药和所适应的主证不变的前提下,随着主证中出现次要的或兼挟的症状而增加方中次要药物,以适应新的病情需要。如大承气汤由大黄、芒硝、枳实、厚朴组成,有峻下热结之功,是治胃肠实热内结,痞满燥实的代表方剂。若因跌打损伤,骨折筋断,瘀血肿痛者,可加入当归、红花、甘草(加味承气汤)以增强活血祛瘀之力;若因阳明腑实热结较轻者,可减去方中的芒硝(小承气汤);若去厚朴、枳实,加入桃仁、桂枝、甘草(桃核承气汤)则可用于跌损瘀滞较重而气滞相对较轻者。

(二)药量增减的变化

药量增减的变化,是在组成方剂的所有药物不变的前提下,通过增减其中的药量,而使整个方剂的效力、主治和适应范围发生改变。如小承气汤、厚朴三物汤,两方均由大黄、枳实、厚朴 3 味药组成,但小承气汤治阳明腑实证,病机是热结肠胃,以泻下实热之法治之,所以用大黄 120 g 为君,枳实 3 枚为臣,厚朴 60 g 为佐使。厚朴三物汤主治大便秘结,腹满而痛,病机是气闭不通,治当下气通便之法,以厚朴 240 g 为君,枳实 5 枚为臣,大黄 120 g 为佐使。两方相比,厚朴用量 1:4;大黄用量虽相同,但小承气汤煎后分两次服,厚朴三物汤煎后分三次服;枳实用量为 3:5,体现了理气消胀与理气泻实的不同功效(表 1-2-1)

表 1-2-1 小承气汤与厚朴三物汤的鉴别表

方剂名称	方药组成配伍				主治病证	备注
	君	臣	佐	使		
小承气汤	大黄 120 g	枳实 3 枚	厚朴 60 g		阳明腑实证(热结);潮热谵语,大便秘结,腹痛拒按	分二服
厚朴三物汤	厚朴 240 g	枳实 5 枚	大黄 120 g		气滞便秘(气闭);脘腹满痛不减,大便秘结	分三服

(三)剂型更换的变化

剂型更换的变化,是指同一方剂,由于剂型的不同,效力也有强弱之分。如抵当汤与抵当丸均有水蛭、虻虫、大黄、桃仁 4 味药,功效是破瘀化滞,主治伤寒蓄血证。因病情有轻重不同,故使用的剂型也有区别(表 1-2-2)。临床上经常将汤剂改成丸、散、膏剂,或将丸剂、散剂改成汤剂,主要也是取缓急不同之意。此用法很多,不一一列举。

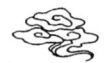

表1-2-2 抵当汤和抵当丸鉴别表

方剂名称	方药组成配伍				主治证候	备注
	水蛭	虻虫	大黄	桃仁		
抵当汤	30条	30只	90 g	20个	伤寒蓄血证,少腹硬满急结,小便利,身黄,发狂或如狂,脉微而沉(或脉沉结)	本方煎成后,先服1/3,不下再服
抵当丸	20条	20只	90 g	25个	同抵当丸证,但较轻,无发狂或如狂象征	本方捣分4丸,先以1丸煮服,24 h后当下血,不下再服

以上三种变化方法,可以分别运用,也可以合并运用,尤其是前两种变化方法经常合并使用。例如,麻黄汤改变成为麻黄杏仁甘草石膏汤,不仅是桂枝与石膏的改变,同时在药量与组成配伍关系方面也都完全不同(表1-2-3)。正因为遣药组方有如此严格的原则性和极大的灵活性,所以制方随心,用利除弊,可以应无穷之变,从而使辨证施治达到预期的目的。

表1-2-3 麻黄杏仁甘草石膏汤与黄汤鉴别表

方剂名称	方药组成配伍				主治证候	备注
	君	臣	佐	使		
麻黄汤	麻黄(90 g)	桂枝(60 g)	杏仁(70个)	炙甘草(30 g)	外感风寒表实证:恶寒发热,头痛身疼,无汗而喘,舌红薄白,脉浮紧	发汗散寒,宣肺平喘(以发汗解表为主)
麻杏甘石汤	麻黄(120 g)	石膏(250 g)	杏仁(50个)	炙甘草(60 g)	风寒郁而化热,肺中热盛,身热不解,汗出而喘,舌苔薄白或薄黄,脉浮滑而数	辛凉宣泄,清肺平喘(以清泄肺热为主)

第三节 方剂的常用剂型

药物配伍组成方剂还必须研究适合病情需要或药物特点的剂型,才能更好地符合治疗要求和发挥药效。随着医药的发展,历代医家在长期临床实践中,创造了多种剂型。如《内经》收载的13首方剂中,就有汤、丸、散、酒、丹等剂型。以后又不断发展,有露、锭、饼、条、线以及熏烟、熏洗、灌坐药等剂型。这些传统剂型,在现在来说也是符合科学道理的。根据"古为今用"、"推陈出新"的原则,中药剂型既保留了良好的传统内容,又采用了现代制作方法,研究出各种新的剂型,如针剂、片剂、冲剂、糖浆剂、浸膏、流浸膏以及橡皮膏等,更符合临床各科治疗的需要。现将中药常用的剂型简介如下。

一、汤 剂

把药物配齐后,用水或黄酒,或水酒各半浸透后,再煎煮一定时间,然后去渣取汁,称为汤剂。一般作内服用,如麻黄汤、大承气汤等。

汤剂的特点是吸收快,能迅速发挥疗效,而且便于加减使用,能较全面、灵活地照顾到每一个病人或各种病证的特殊性,是中医过去和现代临床使用最广泛的一种剂型。

二、散 剂

散剂是将药物研碎,成为均匀混合的干燥粉末。散剂分内服与外用两种。

内服散剂末细量少者,可直接冲服,如七厘散;亦有研成粗末,临用时加水煮沸取汁服用,如香苏散等。外用散剂一般用作外敷疮面或患病部位,如生肌散、金黄散等;亦有作点眼、吹喉等外用的,如冰硼散等。

散剂有制作简便,便于服用、携带,吸收较快,节省药材,不易变质等优点。

三、丸 剂

丸剂是将药物研成细末,以蜜、水或米糊、面糊、醋、药汁等作为赋型剂制成的圆形固体剂型。丸剂吸收缓慢,药力持久,而且体积小,服用、携带、贮存都比较方便,也是一种常用的剂型。一般适用于慢性、虚弱性疾病,如归脾丸、人参养荣丸等;亦有用于急救,但方中含有芳香药物,不宜加热煎煮的,如安宫牛黄丸、苏合香丸等。有些药品,为了使其缓缓发挥药效或不宜作汤剂煎服的,也可作丸剂用,如舟车丸、抵当丸等。临床常用的丸剂有蜜丸、水丸、糊丸、浓缩丸等几种。

(一)蜜丸

蜜丸是将药料细粉用炼制过的蜂蜜作赋形剂制成丸。蜜丸性质柔润,作用缓和,并兼有矫味和补益作用,适用于慢性病,一般多制成大丸使用,如补中益气丸、石斛夜光丸等。

(二)水丸

水丸是将药料细粉用冷开水或酒、醋或其中部分药物煎汁等起湿润、粘合作用,用人工或机械制成的小丸。水丸较蜜丸、糊丸易于崩解,吸收快,丸粒小,易于吞服,适用于多种疾病,为一种比较常用的丸剂。临床上很多成药制成水丸服用,如六神丸、保和丸等。

(三)糊丸

糊丸系将药物细粉用米糊、面糊等制成丸剂。糊丸黏性大,崩解时间比水丸、蜜丸缓慢,服后在体内徐徐吸收,既可延长药效,又能减少药物对胃肠的刺激,如犀黄丸。

(四)浓缩丸

浓缩丸系将方中某些药物煎汁浓缩成膏,再与其他药物细粉混合干燥、粉碎,以水或酒,或方中部分药物煎出液制成丸剂,如牛黄解毒浓缩丸等。其优点是含有效成分高,体积小,剂量小,易于服用,可用于治疗各种疾病。

四、膏 剂

膏剂是将药物用水或植物油煎熬浓缩而成的剂型。有内服和外用两种。内服膏剂有流浸膏、浸膏、煎膏三种;外用膏剂又分软膏剂和硬膏剂两种。

(一)流浸膏

流浸膏是用适当溶媒浸出药材中的有效成分后,将浸出液中一部分溶媒用低温蒸发除去,并调整浓度及含醇量至规定的标准而成的液体浸出剂型。

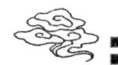

除特别规定外,流浸膏1 mL的有效成分相当于1 g药材。流浸膏与剂中均含醇,但流浸膏的有效成分含量较酊剂高,因此服用量小,溶媒的副作用亦小,如甘草流浸膏、益母草流浸膏等。

（二）浸膏

浸膏是含有药材中可溶性有效成分的半固体或固体浸出剂型。用适当溶媒将药材中的有效成分浸出后,低温将溶媒全部蒸发除去,并调整规定标准,每1克浸膏约相当于2～5 g药材。

浸膏不含溶媒,所以完全没有溶媒的副作用,浓度高,体积小,剂量小。亦可制成片剂及丸剂使用,或直接装入胶囊使用。

浸膏可分两种,一种软浸膏为半固体,如毛冬青膏等,多供制片或制丸用;一种浸膏为干燥粉末,如紫珠草浸膏、龙胆草浸膏等,可直接冲服或装入胶囊服用。

（三）煎膏

煎膏又称膏滋,即将药材反复煎煮至一定程度后,去渣取汁,再浓缩,加入适当蜂蜜、冰糖或砂糖煎熬成膏。体积小,便于服用,又含有大量蜂蜜或糖,味甜而营养丰富,有滋补作用,适合久病体虚服用,如参芪膏、枇杷膏等。

（四）软膏

软膏又称药膏,系用适当的基质与药物均匀混合制成的一种容易涂于皮肤、黏膜的半固体外用制剂。

软膏基质在常温下是半固体的,具有一定的黏稠性,但涂于皮肤或黏膜后能渐渐软化或溶化,有效成分可被缓慢吸收,持久发挥疗效。软膏作用是局部的,适用于外科疮疡肿疖等疾病,如三黄软膏,穿心莲软膏等。

（五）硬膏

硬膏又称膏药,系用油类将药物煎熬至一定程度,去渣后再加黄丹、白蜡等收膏呈暗黑色,涂于布或纸等裱褙材料上,供贴敷于皮肤的外用剂型,亦即黑膏药,古代称为"薄贴"。

常温时呈固体状态,36 ℃～37 ℃时则溶化,起局部或全身治疗作用,同时亦起机械性保护作用。用法简单,携带方便。多用于跌打损伤,风湿痹痛和疮疡等疾病,如风湿跌打止痛狗皮膏等。

五、丹　剂

丹剂也有内服和外用两种,没有固定剂型号。有的将药物研成细末即成,有的再加糊或黏性药汁制成各种形状,有的丹剂也是丸剂的一种,因多用精炼药品或贵重药品制成,所以不称丸而称丹,如黑锡丹、至宝丹等。至于外用丹剂,如红升丹、白降丹等,是由矿物药经加工炼制而成的,仅供外科使用。

六、酒　剂

酒剂古称"酒醴",后世称为"经酒",是以酒为溶媒,一般以白酒或黄酒浸制药物,或加温同煮,去渣取液供内服或外用。此剂多用于体虚补养,风湿疼痛或跌打损伤等,如十全大补酒、风湿药酒等。酒剂不宜用于阴虚火旺的病人。

七、茶 剂

茶剂是由药物粗粉与粘合剂混合制成的固体帛剂。使用时置有盖的适宜容器中,以沸水泡汁代茶服用,故称茶剂。茶剂外形并无一定,常制成正方块形或长方形,亦有制成饼状或制成散剂定量装置纸袋中。由于茶剂具有一定疗效,制法简单,服用方便,广大群众都乐于采用,如午时茶等。

八、药 露

多用新鲜含有挥发性成分的药物,置水中加热蒸馏,所收集的蒸馏液即为药露。气味清淡,便于口用。一般作为饮料,夏天尤为常用,如金银花露、青蒿露等。

九、锭剂、饼剂

锭剂、饼剂系将药物研成细末,单独或加适当的糊粉、蜂蜜与赋型剂混合后制成不同形状的固体制剂。可供外用或内服,研末调服或磨汁服,亦可涂敷患处,如紫金锭等。

十、条 剂

条剂又称纸捻,是将桑皮纸粘药后捻成细条线,或将桑皮纸捻成细条后再粘着药物而成,是中医外科常用的制剂。用于插入疮品,化腐拔管,如化管药条等。还有将艾叶和药研粗末,用纸裹制成圆条,供灸治用,又称"艾条"。

十一、纸 剂

纸剂系将丝线或棉线浸泡于药液中,并与药液同煮,经干燥而成的一种外用制剂,用于结扎瘘管或赘肉,使其自行脱落。

十二、灸 剂

灸系将艾叶捣碎如绒状,捻成一定大小的形状后,置于体表的某些俞穴或患部,点燃熏灼,使之发生温热或灼痛感觉,以达到预防或治疗目的的一种外用剂型。

十三、糖浆剂

糖浆剂系指含有药物或不含药物的蔗糖饱和水溶液。不含药物的蔗糖饱和水溶液称为单糖浆或糖浆,一般作赋形剂或调味剂;含药物的糖浆,是将药物煎煮去渣取汁煎熬成浓缩液,加入适量蔗糖溶液而成。糖浆剂有甜味,尤适用于儿童服用。

十四、片 剂

片剂是将中药加工或提炼后与辅料混合、压制成的圆片状剂型。片剂用量准确,体积小。味苦或具恶臭药物经压片后可再包糖衣,使之易于吞服;如需在肠道中起作用或遇胃酸易被破坏的药物,则可包肠溶衣,使之在肠道中崩解。

目前用中药制成的片剂应用较广,如穿心莲片、银翘解毒片、桑菊感冒片等。

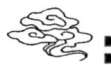

十五、冲服剂

冲服剂是近年来在糖浆剂和汤剂的基础上发展起来的一种新剂型,一般是将中药提炼成稠膏,加入适量糖粉及其他辅料(淀粉、山药粉、糊精等)充分拌匀,揉搓成团状,通过 10 ～ 12 目筛,制成颗粒,然后将颗粒在 40 ℃ ～60 ℃下干燥,干燥后过 8 ～14 目筛,使所制颗粒均匀一致。

冲服剂容易吸潮,应置于封闭容器中保存,一般用塑料袋分剂量包装备用。冲服剂较丸剂、片剂作用迅速,较汤剂、糖浆剂体积小、重量轻,易于运输携带,且服用简便,适用多种疾病,如咳露冲剂、感冒通热冲剂等。

十六、针　剂

针剂也就是注射剂。针剂系将中药经过提取、精制、配制等步骤而制成的灭菌溶液,供皮下、肌肉、静脉注射等使用的一种制剂。针剂具有剂量准确、作用迅速、给药方便、药物不受消化液和食物的影响,能直接进入人体组织等优点,如柴胡注射液、复方丹参注射液等。

除上述介绍的几种常用剂型外,还有海绵剂、油剂、栓剂、霜剂、胶囊剂、五官外科用的特制剂剂型等,这些都是值得重视和进一步研究的。

第四节　方剂的用法

方剂的用法包括煎法和服法。药剂煎服法的恰当与否,对疗效有一定的影响,应予以注意。

一、方剂的煎法和服法

煎法是指煎药的方法。汤剂是临床常用剂型,历代医家对于汤剂的煎法极为重视。缪希雍说:"观夫茶味之美恶,饭味之甘,皆系于水火烹饪之得失,即可推矣。"徐灵胎说:"煎药之法,最宜深讲,药之效不效,全在乎此。"

(一)煎药用具

前人认为"银为上,磁者次之"。不主张用锡、铁锅煎煮,因有些药物用后会发生沉淀,降低溶解度,甚至会引起化学变化,产生副作用。目前则通用有盖的陶瓷砂锅,价廉而且不会发生化学变化。

(二)煎药火候

前人有"武火"、"文火"之分,急火(大火)煎之谓"武火",慢火(小火)煎之谓"文火"。前人谓:"急煎取其生而疏荡,久煎取其熟而停留。"一般先武后文,即开始用武火,煎沸后用文火。《本草纲目》说:"先武后文,如法服之,未有不效者。"

(三)煎药方法

煎药前,先将药物放入容器内,加冷水浸过药面,浸透后再煎煮,则有效成分易于煎出。煮沸后改用微火,以免药液溢出及过快熬干。煎药时不宜频频打开锅盖,以尽量防止气味走失,减少挥发成分的外溢。对于解表药、清热药、芳香类药,宜武火急煎,以免药性挥发,药效降低,甚至改变;厚味滋补药,宜文火久煎,使药效尽出;又如乌头、附子、狼毒等毒性药,亦宜慢火久煎,可减低毒性。如药物煎糊后须弃去,不可加水再煎服。又有某些煎法比较特殊的药物(处方必须注明),介绍如下。

1. 先煎

介壳类、矿石类药物,因质坚而难煎出味,应打碎先煎,煮沸后 10～20 min,再下其他药,如龟板、鳖甲、代赭石、石决明、生牡蛎、生龙骨、磁石、生石膏等。泥沙多的药物如灶心土、糯稻根等,以及质轻量大的植物如芦根、茅根、夏枯草、竹茹等,亦宜先煎取汁澄清,然后以其药汁代水再煎他药。

2. 后下

气味芳香的药,借其挥发油取效的,宜在一般药物即将煎好时下,煎 4～5 min 即可,以防其有效成分走散,如薄荷、砂仁、豆蔻等。

3. 包煎

为防止煎后药液混浊及减少对消化道、咽喉的不良刺激,如赤石脂、滑石、旋复花等,须用薄布将药包好后放入锅内煎煮。

4. 另炖或另煎

某些贵重药,为了尽量保存其有效成分,避免同时煎时被其他药物吸收,可另炖或另煎。如人参,应切成小片,放入加盖盅内,隔水炖 2～3 h。又如贵重而难于煎出气味的羚羊角、犀角等,应切成小薄片另煎 2 h 取汁服,亦可用水磨汁或锉成细粉调服。

5. 溶化(烊化)

胶质、黏性大而易溶的药物,如阿胶、鹿角胶、蜂蜜、饴糖之类,用时应先单独加温溶化,再加入去渣的药液中微煮或趁热搅拌,使之溶解,以免同煎易粘锅煮焦,且粘附他药,影响药效。

6. 冲服

散剂、丹剂、小丸、自然汁以及某些芳香或贵重药物,需要冲服,如牛黄、麝香、沉香末、肉桂末、田三七、紫雪丹、六神丸、生藕汁等。

二、方剂的服法

服药是否合法,对疗效也有一定影响。服法包括服药时间和服药方法。

(一)服药时间

一般来说,宜在饭前约 1 h 服;对胃肠有刺激的药物宜在饭后服;滋腻补益药宜空腹服;治疟药宜在发作前 2 h 服;安神药宜在睡前服;有的亦可以煎汤代茶不拘时服。个别方剂有特殊服法,如鸡鸣散,在天明前空腹冷服,效果较好。

(二)服药方法

一般 1 剂分为 2 服或 3 服;病情紧急可 1 次顿服;同时还有根据需要,采取持续服药,以维持疗效。目前服药方法,一般 1 d 1 剂,分为头煎、二煎,如遇特殊情况,亦可 1 d 连服 2 剂,以增强药力。

汤剂一般多温服。服用发汗解表药,除温服外,药后还须温覆避风,使遍身持续地微微有汗。热证用寒药,宜热服,但有时寒热错杂,相互格拒,可能出现服药后呕吐的情况。如系真寒假热,则宜热药冷服;如系真热假寒,则宜寒药热服,也是一种反佐法。一般服药呕吐者,宜加入少许姜汁,如遇昏迷病人,吞咽困难者,可鼻饲给药。

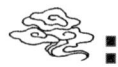

对于使用峻烈或毒性药,应审慎从事,宜先进少量,逐渐增加,有效即止,慎勿过量,以免发生中毒。此外,在治疗过程中,还应根据病情的需要和药物的性能来决定不同的服法。

附:古方药量考证

古方用药分量,尤其是唐代以前的方剂,从数字看,和现在相差很大,这是由于古代度量衡制度在各个历史时期有所不同。

古称以黍、铢、两、斤计量,而无份名。到了晋代,则以10黍为1铢、6铢为1分、4分为1两、16两为1斤(即以铢、分、两、斤计量)。及至宋代,遂立两、钱、分、厘、毫之目,即10毫为1厘,10厘为1分,10分为1钱,10钱为1两,以10累计,积16两为1斤。元、明以至清代,沿用宋制,很少变易,故宋、明、清之方,凡方分者,是分厘之分,不同于晋代二钱半分一分之分。清代之称量为库平,后来通用市称。

古方容量,有斛、斗、升、合、勺之名,但其大小,历代亦多变易,考证亦有差异。李时珍认为宋"古之一两,今用一钱,古之一升,即今之二两半。"同是明代人张仲景则认为:"古之两,为今之六钱,古之一升,为今之三合三勺。"现引《药剂学》(南京药学院编,1960年版)历代衡量与秤的对照表,作为参考(见表1-2-4)。

表1-2-4 历代衡量与秤的对照表

时代	古代用量	折合市剂	古代容量	折合市制
秦代	1两	0.516 5 市两	1升	0.34 L
西汉	1两	0.516 5 市两	1升	0.34 L
新莽	1两	0.445 5 市两	1升	0.20 L
东汉	1两	0.445 5 市两	1升	0.20 L
魏晋	1两	0.445 5 市两	1升	0.21 L
北周	1两	0.501 1 市两	1升	0.21 L
隋唐	1两	1.007 5 市两	1升	0.58 L
宋代	1两	1.193 6 市两	1升	0.66 L
明代	1两	1.193 6 市两	1升	1.07 L
清代	1两(库平)	1.194 市两	1升	1.035 5 L

至于古方有云"等分"者,非重量之分,是指各药斤两多少皆相等,大都用于丸、散剂,在汤、酒剂中较少应用。古代有刀圭、方寸匕、钱匕、一字等名称,大多用于散药。所谓方寸匕者,作匕正方一寸,抄散取不落为度;匕者,是以汉五铢钱取药末,亦以不落为度;半钱匕者,则为抄取一半;"一字"首,即以开元通宝钱币(币上有开元通宝四字)抄取药末;填去一字之量;至于刀圭者,乃十分方寸匕之一。其中一方寸匕药散约五分,一钱匕药散约合三分,一字药散约合一分(草本药散要轻些)。另外,药有以类比法作药用量的,如一鸡子黄=一弹丸=40桐子=80粒子大豆=160小豆=480大麻子=1 440小麻子。

古今医家对古代方剂用量,虽曾作了很多考证,但至今仍未作出结论。汉代和晋代的衡量肯定比现在为小,所以汉、晋时代医方的剂量数字都较大。对古方仍录其原来的用量,主要是作为理解古方的配伍意义、结构特点、变化原因以及临证用药配伍比例的参考。在临床应用时,应当按近代中药学和参考近代各家医案所用剂量,并随地区、年龄、体质、气候及病情的需要来决定。

根据我国国务院的指示,从 1979 年 1 月 1 日起,全国中医处方用药计量单位一律采用以"克"为单位的公制,兹附十六制与公制计量单位换算率如下:

1 斤(16 两) =0.5 kg =500 g

1 市两 =31.35 g

1 市钱 =3.125 g

1 市分 =0.312 5 g

1 市厘 =0.0312 5 g

（注:换算尾数可以舍去）

（蓝肇熙）

第三章　骨伤病的诊治

骨伤病的诊治,必须以中医理论为指导。因损伤与气血、津液、脏腑、经络、筋骨的关系极为密切,所伤的症情又各有不同,所以临床应根据骨伤、骨病和伤科杂症的各种不同症期,采用不同的治法。骨伤病的治法主要有内治和外治两种。

第一节　理论指导

对损伤的治疗,必须以中医理论为指导。祖国医学认为,人体是由皮肉筋骨、气血津液、脏腑经络组成的一个统一整体。人的生命活动,依靠它们彼此间的互相联系,互相依存,并保持相对的平衡状态,才能维持正常的生理功能。若机体遭受损伤,不仅使局部的皮肉筋骨受伤,亦常导致脏腑、经络、气血功能的紊乱。正如《正体类要·序》中所说:"肢体损于外,则气血伤于内,荣卫有所不贯,脏腑由之不和,岂可纯任手法,而不求之脉理,审其虚实,以施补泻哉?"明确地指出了外伤与内伤、局部与整体之间的密切关系。在诊治过程中,应从整体观出发,对气血筋骨、脏腑经络等之间的生理病理关系加以分析,才能把握损伤的本质。现将骨伤科疾病有关的理论分述如下。

一、损伤与气血的关系

气血运行于全身,周流不息,外而充实皮肉筋骨,内而灌溉五脏六腑,是一切组织器官进行生理活动的物质基础。气血运行失常,必然影响到机体的生理活动,导致疾病的发生。《素问·调经论》云:"气血不和,百病乃变化而生。"人体遭受损伤后,气血也随之紊乱,从而产生一系列的病变。《杂病源流犀烛·跌仆闪挫源流》云:"跌仆闪挫,卒然身受,由外及内,气血俱伤病也。"气血与损伤的关系极为密切,是损伤病机的核心内容。

（一）伤气

伤气的病理变化概括起来有两个方面：一是气机失调，如气滞、气郁、气逆、气闭；二是气化失常，如气虚、气脱等。

一般而言，气滞多见于身躯脏腑的内伤，轻则出现局部肿痛，重则波及脏腑，出现相应的病证；气闭多由卒然的严重损伤，导致气血逆乱，机窍不通，而至昏迷，不省人事，烦躁不安；气逆多损伤脾胃，引起胁痛吐逆，或横逆犯肺，引起喘咳不宁；气郁属内伤，为情志抑郁所致；气虚多见于严重损伤后，或伤久病人，或慢性病，或年老体弱者，常见气短乏力，面白脉弱等症，这与损伤的治愈或并发症有密切关系；气脱是指严重损伤大出血后，气随血脱，出现神志渐昏，目闭口开，肢冷汗出等症而需及时抢救的。

总之，气机失调的特点是运行不畅，升降疏泄失节；气化失常的特点是耗损太过，生化来源障碍。一般来说，前者是普遍现象，可见于所有的损伤，而以早期为多；后者是特殊现象，仅有严重损伤或伤后久不愈合时出现。

（二）伤血

伤血的病理变化概括起来，无非血瘀、血热和血虚3种症情。因损伤血瘀是常见的病理变化，瘀血又随而化热，成为血热证，瘀血不去，新血不生，或是素体虚弱，又可成为血虚证，三者互为因果。一般来说，血瘀多为局部出血所致。血离经脉，积滞于肌肉筋骨之间，瘀血阻滞，不通则痛，况且为有形，故痛且肿，"痛有定处，状如针刺"是瘀血最突出的一个症状，并常见舌有瘀斑。正如《玉机微义》所说："损伤一证，专从血治。"甚则瘀血攻心，以致心神失主，昏聩不省人事。然在伤科疾病中，血瘀多兼气滞，气滞亦每导致血瘀，有所谓"气凝何处，血亦凝何处"之说；血热多为损伤后积瘀化热，或邪热入血化毒，或失血过多，而致阴不制阳的虚热证。常见发热口渴、心烦、舌红、脉数者，甚则高热神昏，或局部感染邪毒，而致酿液化脓；血虚多为失血过多，化源不足，或瘀血不去，新血不生，或肝肾亏损，精血不足者，临床以面色萎黄、头晕目眩、心悸怔忡、肢麻神疲为特征。

气与血两者不可分割，在生理上，"气血之帅"，血为气之母；在病理上，气虚每致血虚或血瘀，血虚亦常见气少。血瘀引起气滞，气滞也能致血瘀。临床气血两伤者多见，但伤气和伤血各有所偏。伤血以四肢损伤为主，伤气以躯干损伤为主。

二、损伤与津液的关系

津液与气血的关系极为密切。《灵枢·营卫生会》云："夺血者无汗，夺汗者无血。"这说明血液的盈亏与津液的盛衰相互影响。若气虚不能固摄，也可导致津液损伤；反之，津液亏损，甚至可导致"气随血脱"的严重症情。当然，津液与脏腑的关系也极为密切，如脏腑的气机失调，势必影响津液的输布。在与肺脾三焦的关系中，尤其重要者是肾的气化作用可影响全身的津液。肾气不足，不能温化津液，可使津液聚而成痰，留于关节，碍于活动，或阻滞于肺，出现咳喘痰浊，甚至痰迷心窍，神昏痴呆等病症。

三、损伤与脏腑的关系

脏腑是维持人体生命活动的重要部分。脏腑功能正常，才能生化气血，通调经络，濡养皮肉筋骨。脏腑一旦遭损伤或功能失调，则可影响气血的生化，津液的输布，筋骨的濡养，从而导致病变的发生。

(一)肺

心主血,肺主气,心肺和调,则气血循环正常,四肢骨骸得以温煦濡养。心肺遭受损伤,在心则心不主血,亦不藏神,出现心悸胸闷,眩晕失眠,甚则瘀血攻心,昏聩不省人事;在肺则肺失于宣肃,出现气短喘息,自汗疲乏等症。

(二)脾胃

脾胃为气血生化之源,气血津液充旺,以养四肢关节,使之活动灵巧。"胃气一败,百药难施"。若损伤脾胃,运化失司,气血来源不足,则四肢疲惫,肌肉瘦消,举动无力,伤后不易恢复。损伤后要注意脾胃的调养,以促进筋骨的恢复。

(三)肝肾

肝主筋而藏血,肾主骨而藏精。精血充盈,肝肾得养,筋骨劲强。若损伤肝肾,肝不藏血,恶血留内,则见手足拘挛麻木,屈伸不利,胁痛易怒;肾不藏精,髓海空虚,筋骨失养,则症见腰背酸痛,屈伸不利,在小儿可见骨软无力,于骨折则引起愈合不良。可见,肢体损于外,气血伤于内,轻则引起气血不和,脏腑不安;重则内动肝肾,损伤元气。在治疗上常以培补肝肾、强筋壮骨来促进损伤的修复。

其次,损伤与六腑的关系也非常密切,由于五脏六腑,可从脏腑相关学说去论治。在此就不一一赘述。

四、损伤与经络的关系

经络内连脏腑,外络肢节,网络全身,为运行气血津液之通路。倘若损伤经络,瘀血留滞,虽仅伤一处,但却可影响其循行所过组织器官的功能,出现相应的证候,并可内传脏腑而出现本经的症状。所谓"一脉不安,周身不和"就是这个道理。在治疗损伤时,处处都必须考虑到经络的疏通和脏腑功能的恢复。

五、损伤与筋骨的关系

筋骨的损伤在伤科疾患中最为多见,一般分为伤筋和伤骨,但两者又互有联系。

(一)伤筋

筋的功能是协助骨与肌肉一起完成人体的各种动作。一般说来,筋有连接骨组成的关节的作用,大筋联系关节,小筋附于骨外,但都包围于骨的周围。骨为筋之柱,筋为骨之辅,骨少筋多。凡跌扑坠堕,凝挫扭闪,筋每受暴力而伤,受伤局部可有肿胀、疼痛、青紫、伴关节屈伸不利。新伤虽有筋断、筋裂、筋健、筋翻、筋粗之分,但筋失其位,气滞血瘀为病变的根本,只要及时治疗,收效迅速。若失治或治不得法,形成陈伤,伤处经络瘀阻,筋失所养,则病变多端。还要注意的是,有时即使非暴力所伤,如操劳过久,亦可引起伤筋,这也是常见的伤症。

(二)伤骨

骨为人身之支架,骨内藏髓,为肾之属。肾精充足,才能生养骨架。若暴力伤骨,可致骨折、脱位,症见肿胀、疼痛、青紫、功能障碍。骨居筋内,筋位骨外,故筋骨损伤,在伤科甚为常见。筋伤不必及骨,骨伤都必及筋,并常累及气血,影响经络。治疗时,必须用行气活血消瘀之法,以纠正气滞血瘀的病理变化,同时,注意调补肝肾,充分发挥补肝以养筋,滋肾以壮骨的作用,从而促进筋骨的早日修复。

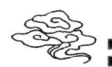

总之,临床只有用中医的气血津液和脏腑经络学说来指导损伤的诊断和治疗,才能取得更好的疗效。

第二节　分期辨治

骨伤科疾病的治疗,应以辨证为前提,贯彻局部与整体兼顾(内外兼治)、固定与活动统一(动静结合)、骨与软组织并重(软硬并施)、医疗措施与患者的主观能动性密切配合(主客合作)的治疗原则。以骨折为例,骨折是由外来暴力作用致躯体某一部分的折断,表面看是局部损伤,实则是整体受伤的一部分。因骨折后将引起机体一系列复杂的内在变化,故当从本辨治。《普剂方·折伤门》云:"凡从高处坠下,伤损肿痛,轻则在外,涂敷可已;重创在骨,当导瘀血,养肌肉。宜察浅深以治之。"又说:"血行脉中,贯于肉理,环周一身。因其肌体外固,经隧内通,乃能流准不失其常。若因伤折,内动经络,血行之道,不得宣通,瘀积不散,则为肿为痛。治宜除恶瘀,使气血流通,则可复元也。"明确指出体表的局部损伤引起机体内部病理变化的内在联系。治疗时应局部与整体兼顾,内治与外治结合,切不可忽视内治法的运用。

当然,损伤的治疗包括药物、手法、固定、练功等具体的治疗方法,而本章仅介绍损伤分期辨证的重要性。

我们知道,药物治伤有数千年的历史,前人为我们积累了丰富经验,总结出不少行之有效的好方法。有的方法和药物沿用至今,仍为治伤的重要手段。从药物来看,方剂的应用,必须在辨证的前提下,依证立法,按法选方,才能取得良的效果。

骨伤科的治法,可分为骨内治法和外治法两种。它们是根据邪正的虚实、病程的久暂、病情的轻重和病势的缓急,采用先攻后补,或先补后攻,或攻补兼施的治法。内治法包括骨伤内治法、骨病内治法和骨科杂症内治法3种。外治法,是对损伤局部进行治疗的一种方法,它是根据损伤的不同症情,采用不同的药物和剂型进行辨证论治,从而配合内治法与手术疗法,以促进损伤的早日修复。骨伤按早、中、后三期辨证论治,骨病按消、托、补三法进行三期论治,至于伤科杂症则依不同症情,分别予以相应治法。

一、骨伤病治法

骨伤病可分三期治疗。

在损伤早期,即损伤后1~2周的时间内,骨折、脱位、伤筋等病症,轻则影响经脉气血流行,使气结不散,重则损伤血脉,使恶血留滞,经脉壅塞,气血运行障碍,但此期总以气滞血瘀为其主要病机。损伤早期的治法,应以活血化瘀为主,使瘀血得以消散,尽快恢复气血的畅通。所谓"瘀不去,则新血不得生",是有临床指导意义的。在活血化瘀法的基础上,可根据气滞血瘀所偏,结合伤后邪热之轻重,分别给予攻下逐瘀、行气逐瘀和清热逐瘀等具体的治疗方法。

中期是指损伤后3~6周,经过1~2周的治疗,血瘀气滞逐步消除,肿胀逐渐减轻或消退,筋骨断裂处初步连接,疼痛明显减轻,体温恢复正常,但筋骨酸软,时有作痛,说明瘀血尚未化尽,经脉还未完全畅通,气血仍欠充旺。该期的治疗,除继续用活血化瘀外,还应重视养血通络,接骨续筋,以促进筋骨的愈合。

后期是指损伤经早、中期的治疗后，瘀祛除，筋骨续接，近愈合的阶段，但此期筋骨尚未坚强，并常有气血虚弱，筋肉萎缩，肢体乏力，关节僵硬等症。此时应补益肝肾，调养气血，疏通经络，使脾肾健旺，生化气血，以充养筋骨，滑利关节。

应指出的是，损伤三期的划分并没有绝对的界线，必须结合患者的体质以及损伤的情况加以辨证论治。《医宗金鉴·正骨心法要旨》云："今之正骨科，即古跌打损伤证也。专从血论，须先辨或有瘀血停积，或为亡血过多……二者治法不同，有瘀血者宜攻利之；亡血者，宜补而行之，但出血不多，亦无瘀血者，以外治之法治之。"这说明辨证论治的重要性。

二、骨病治法

骨病的发生可能与损伤有关，使其病理变化和临床表现均与损伤疾患不同，如骨髓炎、骨结核等，治疗前应先辨明疾病的性质和患者体质的强弱，然后运用八纲进行归纳分类。一般把疮疡分为初期、成脓和溃脓三期。应用内外兼施之法加以治疗。病症初期，尚未成脓，此期正盛邪实，是邪正相争较为剧烈的阶段，应用消散之法加以治疗，可使肿疡得以消解。因此期的症情有热毒壅盛、寒凝痰滞以及痰瘀交结三种不同的病理变化，所以应分别采用清而消之、温而消之和化而消之之法，才能做到有的放矢。

中期用托法治疗。其目的是促使邪毒外透，不致延误时机而使邪深内陷。此期限两种病情，一是邪盛气实，一是邪盛正虚。邪盛气实者病情发展迅速，来势凶猛，有热毒内攻，导致严重后果的可能；邪盛正虚者，正不胜邪，托毒乏力，只能借用药力以助正气托毒于外。无论补而托之，还是清而托之，目的都是促进脓毒早日透达于外。

后期用补法治疗。因疮疡溃后，毒势泄，脓水清稀，疮口难以收敛，或术后气血两亏，均应用补法，以恢复正气，生化气血，促进创口早日愈合。至于临床运用，则有补气血、健脾胃和养肝肾的不同治法。此期的治法基本与损伤后期的治法相同。

总之，骨病疮疡内治法，初期应消散，中期应内托，后期应补养，但在病情复杂时，可数法合用，或佐以他法以治兼症。

三、伤科杂症治法

伤科杂症的治疗，原则上根据损伤过程中出现的症情，给予相应的治疗方法。常用的方法有：解表法，适用于损伤兼有表证者；养阴清热法，适用于损伤后期或有阴虚邪热不解者；固涩法，适用于损伤而有气虚精亏，津液滑脱不禁者；镇静安神法，适用于损伤而见肝阳上亢或肝风内动者；健脾法，适用于损伤后脾虚湿盛者。以上 5 种方法，虽未成章，但常用方剂散在各章之中。

第三节　治分内外

损伤治法颇多，就药物而言，可分内治法和外治法两种。有的损伤，采用内外兼治，可达"内外夹攻"缩短疗程、提高疗效、早日康复的目的。所不同者，正如《理瀹骈文·略言》所论："凡病多从外入，故医有外治法，经文内取外取并列，未尝教人专用内治也。""外治之理即内治之理；外治之药，亦即内治这药；所异者，法耳。"可见，内治与外治的区别，并非药物的差异而在于方法的不同。

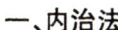

一、内治法

常用的内治法,有理血祛瘀、开窍通关、调和气血、补养复元和温经通络等五种治法。

(一)理血祛瘀法

本法的主要作用是活血化瘀并兼理气攻下、清热止血、活血止痛等功效。它是根据《素问·至真要大论》中"坚者削之"、"结者散之"的原则而创立的。适用于损伤初期、骨病而有瘀积以及骨伤要症骨有瘀血停滞者。

瘀血之证,有轻重缓急之分,有寒热虚实之异,有气滞血瘀之偏和脏腑经络之别。若瘀积成实者,治以攻下逐瘀;气滞血瘀者,治以清热止血。

由于活血化瘀的药力较为峻猛,临证不可滥用久服,尤其对年老体弱、失血过多、妇女妊娠、月经期间以及产后等均应慎用或忌用。如有必要,应适当配伍,以免犯虚虚实实之戒。

(二)通关开窍法

本法的主要作用是通关开窍,兼有清心豁痰、辟秽化浊之功。这是用芳香开窍之品为主,使窍道闭阻者开窍通关的一种具体治法。适用于各损伤症中期,如跌扑损伤或邪犯心包,出现病情危急、人事不省、证属邪盛气实而需及时抢救的闭证。

临床将闭证分为热闭和寒闭两种,治法亦分凉开和温开两类。《方剂学》中有论述,本文仅介绍因跌伤而致不省人事的几首常用方剂,如有必要,可配合其他方法进行抢救。

(三)调和气血法

本法有调和气血、活血通络、接骨续筋和祛瘀生新之功。这是在"和"法基础上发展起来的一种治伤的重要方法之一。它适用于损伤中期、筋骨尚未愈合、气血欠充和瘀血未尽者。通过本法的治疗,可达宣通经络、筋骨早愈之目的。

临床尚应区别不同病情,若损伤经过早期治疗,尚有气滞血瘀者,治以和血止痛;若筋骨复位,需继续祛瘀,促进筋骨更好接续者,治以接骨续筋;若损伤后有瘀滞,筋膜粘连,或筋络挛缩,或兼风湿而出现关节屈伸不利、肢节痹痛者,治以舒筋活络。

(四)补养复元法

本法具有补气血、健脾胃、养肝肾的功效,适用于损伤后期脾胃虚弱、气血不足、肝肾亏损而致骨质疏松、机体恢复缓慢或疮口久不愈合者。它可促进人体脏腑功能的恢复和阴阳的平衡以及气血的运行。

临床应区别气与血、阴与阳亏虚之所偏和确定脏腑亏损的部位,然后根据脏腑相关学说和阴阳互根、气血同源理论,给予相应的治疗和合理的配方。如损伤后脾胃虚弱,运化失职者,治以健脾益胃;气血两虚,气短乏力者,治以益气补血;肝肾亏损而致骨质疏松,治以滋养肝肾。尤应注意的是,对于损伤后期的患者,必须处处顾脾胃的运化功能。

(五)温经通络法

本法具有温经祛瘀通络之功,是根据《素问·至真要大论》的"劳者温之"的原则而立法的。此法适用于损伤后期阳气虚弱、风寒湿邪滞经络或阳虚凝痰滞于筋骨之症。

临床应区别损伤与疮疡的不同症情,分别采用温经通络或温阳养血通络之法。温经通络法适用于肢体酸、麻、胀、痛、活动障碍,尤以下肢关节为甚者;温阳养血通络法适用于阳弱血虚,筋骨脉络寒凝痰滞的流痰、痈疽等症。

二、外治法

骨伤科的外治内容相当丰富,按方剂的剂型可分为敷贴药、擦药、熏洗湿敷药和热熨药4种。按其外用药的功效分,则有清热解毒、止血收口、消瘀止痛、舒筋活络、接骨续筋、温经通络和拔毒生肌7类。

清热解毒法适用于伤后感染而有红肿热痛者,止血收口法适用于创面出血者;消瘀止痛法适用于骨折或扭挫新伤瘀血肿痛者;舒筋活络法适用于扭挫伤筋、肿痛不甚之损伤中期者;接骨续筋法适用于骨折整复后促进筋骨接续者;温经通络法适用于损伤日久或感受风湿、筋骨痹痛者;拔毒生肌法适用于创口久不愈合,腐肉不去,新肉不生者。

临床运用时,须根据损伤的不同证情,采用灵活的立法和运用不同的剂型进行治疗,才能促进损伤的早日修复。详细内容将在外用剂中介绍。

(蓝肇熙)

中编 伤科常用中药

第一章 清热药

　　凡以清泄里热为主要作用的药物,称为清热药。清热药性质寒凉,具有清热泻火、解毒、凉血、清虚热等功效。主要用于热病高热、痈肿疮毒及阴虚内热等所呈现出的各种里热证。

　　伤科中常用的清热药主要有4种:(1)清热泻火药;(2)清热燥湿药。此两类药能清热退烧,除湿消肿,常用于新伤。(3)清热解毒药;(4)清热凉血药。这类药物能清血分实热,主要用于邪热入于血分,阴津阴血耗伤的病证。

第一节 清热泻火药

石 膏

【性味归经】辛,甘,大寒。归肺、胃经。

【主要功效】清热泻火,除烦止渴,收敛生肌。

【临床应用】(1)用于骨伤患者因邪入气分所出现的壮热、汗出烦渴、脉洪大之实热亢盛证,常与知母配伍使用。

　　(2)用于伤科患者兼有肺热而出现的咳嗽、气喘实证。常与麻黄、杏仁、甘草配伍使用。

　　(3)煅石膏末可外用于疮疡溃而不敛、湿疹、水火烫伤及创伤久不收口等病症。常与黄柏、青黛同研细末使用。

【用量用法】15~60 g。内服宜生用,外用须经火煅研末。

【注意事项】脾胃虚寒及阴虚内热之伤科患者忌用。

栀 子

【性味归经】苦,寒。归心、肝、肺、胃、三焦经。

【主要功效】泻火除烦,清热利湿、解毒散瘀。

【临床应用】(1)用治跌打损伤、皮肤青肿疼痛之证。常与血粉、黄酒或鸡蛋清调敷,亦可与红花、大黄、姜黄等同研末调敷,共呈清热散瘀、活络消肿之功。

　　(2)内服可用治乳痈、疮疡等病症。

【用量用法】3～6 g。外用适量。

【注意事项】脾虚食少，便溏滑利者忌用。

天花粉

【性味归经】苦，微甘，寒。归肺、胃经。

【主要功效】清热生津，消肿排脓，祛瘀生肌。

【临床应用】(1)用于热病热邪伤津以及口渴病。

(2)用于伤科患者兼有肺热咳嗽之病。

(3)用于痈肿疮疡、热毒炽盛、赤肿热痛之症。因其能消肿散瘀，故常用治于损伤瘀血留阻胁肋之症，多与穿山甲、贝母、红花、桃仁等配伍使用。

(4)本品还可治疗损伤局部红肿发热之症，常与银花、连翘、赤芍、蒲公英相伍应用。

【用量用法】10～15 g。煎服或入丸散。外用研末，水或醋调敷。

【注意事项】脾胃虚寒，大便滑泄者忌用。

大 黄

【性味归经】苦，寒。归心、肝、脾、胃、大肠经。

【主要功效】清热泻火，泻下攻积，活血祛瘀。

【临床应用】(1)用于骨折和软组织损伤后，局部瘀积不散，红肿烧痛之症，疗效甚佳。常与黄柏、蒲黄、红花、木通、白芷、五灵脂配伍使用，外敷。治伤后局部血肿，可与红花、桃仁、牛膝、木通、木香等配伍，外敷。

(2)用于伤后瘀血留积，疼痛发热，大便秘结不通。可与当归、花粉、红花、桃仁、柴胡、山甲等配伍内服。

(3)汤火灼伤，可用大黄研末外敷。

(4)外伤出血，可用大黄石灰水外用止血。

【用量用法】3～12 g。外用适量。生大黄泻下力强，欲攻下者宜生用；酒制大黄泻下力较弱，活血祛瘀作用较好，宜用于瘀血证及不欲峻下者。大黄炭多用于止血。

【现代研究】(1)大黄具有抗感染作用。其抗菌主要成分是大黄酸、大黄素和芦荟大黄素。

(2)具有扩张血管作用。大黄酊剂可使离体兔耳血管扩张。

(3)具有止血作用。实验表明，大黄可改善毛细血管脆性，并促进骨髓制造血小板，缩短凝血时间，其止血有效成分是大黄酚。

第二节　清热燥湿药

黄 芩

【性味归经】苦，寒。归肺、胆、胃、大肠经。

【主要功效】清热燥湿，泻火解毒，止血，祛瘀。

【临床应用】(1)用于治疗跌打损伤，瘀血积聚，局部红、肿、热、痛等症。常与红花、木香、丹皮、芙蓉叶、黄柏、大黄配伍外用。

(2)用治关节肿痛、急性关节炎。可与银花、黄柏、骨碎补、鲜芦根、甘草等配伍,外敷。

(3)治疗内湿红斑。可配黄柏、白芷、丹皮,泡开水外涂。

(4)用于伤科患者兼有内热烦渴者,常与黄连、栀子配伍内服。

【用量用法】3~10 g。外用适量。

【注意事项】脾胃虚寒、气血亏虚者忌用。

黄　连

【性味归经】苦,寒。归心、肝、胃、大肠经。

【主要功效】清热燥湿,泻火解毒。

【临床应用】(1)用于治疗跌打损伤、局部红肿热痛以及火毒疮痈疔毒内攻等。常与黄芩、栀子、连翘等药配伍内服,如《外科正宗》的黄连解毒汤。

(2)用治伤后创口感染,可用本品制成10%的黄连软膏敷患部。

(3)伤科患者如兼湿热内盛下注,出现发热泄泻可用本品与葛根、黄芩配伍内服。

【用量用法】2~10 g。煎服、外用适量。

【注意事项】胃寒呕吐、脾湿泄泻者忌用。

黄　柏

【性味归经】苦,寒。归肾、膀胱、大肠经。

【主要功效】清热燥湿,泻火解毒,祛瘀散积。

【临床应用】(1)用于治疗跌打损伤、局部红肿热痛之症,有泻火消肿止痛之功,常与红花、桃仁、赤芍、木香配伍内服;亦可与血通、元胡、木香、白芷、血竭配伍外用。

(2)配苍术、牛膝,名三妙散,可治湿热下注之足膝红肿热痛症。

(3)热毒疮疡,红肿胀痛,久而不溃散,可用本品与黄芩、黄芪、白蔹、芙蓉叶配伍治疗。

(4)配大黄、黄芩,名三黄散,可治烫伤,热毒恶疮。此外,配知母、地黄、龟板,可治阴虚火旺所致之骨蒸痨热、筋骨萎软之症。

【用量用法】3~10 g。煎服或入丸散,外用适量。

【注意事项】脾胃虚寒者忌用。

第三节　清热解毒药

金银花

【性味归经】甘,寒。归肺、胃、大肠经。

【主要功效】清热解毒。

【临床应用】(1)用于伤科患者复感湿邪,证见发热而微恶风寒者。常与荆芥、连翘配伍内服。

(2)用于治疮痈疔肿。为外科常用清热、解毒药,可单用,亦可配与蒲公英、野菊花、紫花地丁等,或以鲜品捣烂外敷亦佳。

【用量用法】10~15 g。外用适量。

山豆根

【性味归经】苦,寒。归肺、心经。

【主要功效】清热解毒,消肿止痛。

【临床应用】(1)本品既能清热解毒,又能消肿止痛,用于治损伤后瘀积不散所致之局部红肿热痛、发硬之症,效果良好。常与红花、川芎、赤药、白蔹、血通等配伍外用。

(2)用于治热毒蕴结,咽喉肿痛之证,效果良好。轻者单用煎服,并含漱;重者须配伍玄参、射干、板蓝根等,以增强疗效。

此外,本品用治外科痈肿疮毒,疗效亦佳。

【用量用法】6~10 g。煎服或磨汁服,外用含漱或研末敷患处。

【注意事项】脾胃虚寒,少食便溏者不宜。

白　蔹

【性味归经】苦,辛,微寒。归心、胃、肝经。

【主要功效】清热解毒,消痈散结,敛疮生肌。

【临床应用】(1)用治关节韧带和肌腱伤后呈硬肿不散而疼痛之症,效果良好,常与天南星、生川乌、生草乌、赤芍等配伍外用。

(2)用治疮痈肿毒及烧烫伤。疮痈初起,内服外用均有消肿、散结、解毒之效。内服可单用或与连翘、银花等配伍;外用可与赤小豆同研为末,用鸡蛋清调涂患处。疮痈有脓者,内服可促使出头排脓。疮痈溃后不敛毒,外用可敛疮生肌,常与白芨、络石藤配伍。治烫烧伤,可单用此药末敷患处。

(3)配黄柏外用,可治冻耳成疮,痒痛交作之症。

【用量用法】5~10 g。外用适量。

【注意事项】反乌头。

芙蓉花叶

【性味归经】辛,凉。归心、脾、肺经。

【主要功效】清热解毒,消肿排脓,生肌止痛。

【临床应用】(1)用治伤后局部红肿热痛之症,常与大黄、白蔹、川芎、茯苓、慈姑等配伍外用。

(2)与黄柏、大黄、黄芪配伍外用,可治外科各种疮痈疾患。

【用量用法】15~30 g。外用适量。

土茯苓

【性味归经】甘,淡,平。归肝、胃经。

【主要功效】解毒,除湿,利关节。

【临床应用】(1)用于治跌打损伤后关节不利、水肿、肢体拘挛疼痛之症,常与羌活、威灵仙、木通、泽泻、苍术等配伍外用。

（2）与羌活、独活、秦艽、防己、威灵仙等配伍内服,可治风湿骨痛证。

（3）用于治火毒痈疖之症,有解毒除湿的作用,常与金银花、蒲公英、白藓皮等配伍应用。

【用量用法】15～60 g。外用适量。

第四节　清热凉血药

生地黄

【性味归经】甘,苦,寒。归心、肝、肾经。

【主要功效】清热凉血,养阴生津,消瘀生肌。

【临床应用】（1）用于治跌打损伤初期局部肿胀、发热、疼痛及兼有血热所致之出血证。伤后局部红肿热痛,常与红花、桃仁、赤芍等配伍内服;用于治损伤兼有血热引起的出血证,常与槐花、地榆、侧柏叶、茜草等配伍应用。

（2）配续断、木通、土鳖,可治关节脱位后的瘀热肿痛、筋骨无力症。可内服或外用。

（3）配丹皮、儿茶、首乌、地骨皮、芙蓉叶外敷,治疗骨膜炎效果良好。

【用量用法】10～30 g。煎服或以鲜品捣汁入药。

【注意事项】脾虚湿滞,腹满便溏者不宜。

牡丹皮

【性味归经】苦,辛,微寒。归心、肝、肾经。

【主要功效】清热凉血,活血散瘀。

【临床应用】（1）用于治跌打损伤、瘀滞疼痛、红肿发烧等症,有清热散瘀之功。常与儿茶、苏木、赤芍、红花、白芷、乳香、没药等配伍外用或内服。

（2）配当归、川芎、续断、茯苓、白芍、自然铜、儿茶等外敷,可治骨折久而不愈伴有局部烧灼感之症。

【用量用法】6～12 g。煎服或入丸散,外用适量。

【注意事项】血虚有寒,孕妇及月经过多者不宜使用。

【现代研究】（1）本品70%甲醇提取物,对福氏完全佐剂引起的大鼠关节炎有抑制作用。

（2）丹皮酚对鼠尾压痛有止痛作用。

（3）从本品70%甲醇提取物中分离而来的苯甲酰芍药甙和苯甲酰羟基芍药甙分别能抑制血小板凝集和纤溶酶原、纤溶酶的活性,这表明丹皮具有清热消炎、消瘀化斑、凉血止血的功效。

赤　芍

【性味归经】苦,微寒。归肝经。

【主要功效】清热凉血,祛瘀止痛。

【临床应用】（1）用于治跌打损伤所致瘀血积滞,肿胀疼痛之症,有活血散瘀止痛之功。常与红花、桃仁、乳香、没药、穿山甲等配伍内服或外用。

（2）配当归、丹皮、青皮、桃仁内服可治经闭腹痛。

【用量用法】5~15 g。煎服或入丸散,外用适量。

【注意事项】虚寒性经闭等忌用;反藜芦。

地骨皮

【性味归经】甘,淡,寒。归肺、肾经。

【主要功效】清热凉血,退虚热,除骨蒸。

【临床应用】(1)用于治骨膜炎,骨膜损伤而见局部发热、肿胀、疼痛之症,有退烧止痛之功,常与生地、黄柏、丹皮、赤芍、骨碎补、乳香、没药配伍外用。

(2)与青蒿、黄柏、赤芍等配伍内服或外用,对骨髓炎初期的发热疼痛症有确切疗效。

(3)可治骨伤患者兼有阴虚而见骨蒸潮热、盗汗之症,常与知母、鳖甲、银柴胡等配伍内服。

【用量用法】6~15 g。外用适量。

【注意事项】脾虚便溏者不宜。

儿 茶

【性味归经】苦,涩,凉。归肺经。

【主要功效】清热凉血,止痛敛疮。

【临床应用】(1)用于治韧带拉伤久而不愈。常与没药、鱼鳔胶、血竭等配伍。

(2)配白芨、远志、续断、土鳖,主治关节韧带松弛。

此外,还可用治外伤出血,疮疡破溃不敛口及牙疳等症。

【用量用法】内服0.1~1 g。入丸散。外用适量,研末撒或调敷。

(蓝肇熙)

第二章　活血祛瘀药

凡以通利血脉、促进血行、消散瘀血为主要作用的药物,称为活血祛瘀药。其中活血祛瘀作用较强者,称破血药。

血液运行不畅和瘀血积滞,是伤科疾病的一大特点,它几乎贯穿于整个病程,直接影响骨折愈合和损伤修复。古人说:"血不活,则瘀不祛,瘀不祛,则骨不能接。"说明活血祛瘀药在伤科治疗中的重要作用。

活血祛瘀药能通行血脉,消散瘀滞,从而起到通经散瘀、止痛、消肿的作用。它可以应用于各种损伤的不同阶段。在应用时,必须针对病情,结合药物的性能,作适当的选择和配伍。如血瘀、气滞往往同时并存,在使用本类药物时,常与理气药配伍,以增强活血祛瘀之效,如瘀血兼寒凝者,常配伍温里祛寒药物;兼热灼营血者,应配合清热凉血药;若属风寒湿痹痛,须与祛风湿药合用;若既有瘀血存在,又兼有正气不足者,当与补虚药同用。

这类药物还可用于因气血不畅或瘀血所致的多种病症,如经闭、痛经、产后血瘀腹痛、心绞痛及癥瘕积聚等。

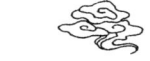

这类药物不宜用于妇女月经过多者;对于孕妇,尤当慎用或忌用(外用不在此例)。

川 芎

【性味归经】辛,温。归肝、胆、心包经。

【主要功效】活血行气,祛风止痛。

【临床应用】(1)用于治跌打损伤瘀血作痛、风湿痹痛等,既活血祛瘀,又能行气止痛,为血中气药。治跌打损伤瘀血作痛,可与泽兰、桃仁、红花、当归、乳香、芍药等配伍内服或外用;对风湿麻木疼痛,可与海桐皮、防风、羌活、独活、白芷等配伍外敷;治老年肩臂痛,可与当归、老鹳草、松节、威灵仙等配伍熬水熏洗。

(2)用于治肝气郁滞和胸损伤所致胁肋疼痛。常与柴胡、香附、郁金等配伍,水煎服。

(3)用于治外感风寒头痛、头风痛、身痛。多与防风、白芷、羌活、细辛等配伍,水煎服。若用于风热头痛,则多与石膏、菊花、僵蚕等配伍,水煎服;治疗血瘀头痛,可与赤芍、红花、丹参、白芷等同用。

此外,近年来临床常用本品治疗冠心病、心绞痛及缺血性脑血管病。

【用量用法】3~10 g。可研末吞服,每次 1~1.5 g。外用适量。

【注意事项】本品辛湿升散,凡阴虚火旺,舌红口干者不宜用;妇女月经过多及出血性疾病,亦不宜应用。

【现代研究】(1)川芎嗪能降低血小板表面活性,抑制体内外血小板聚集,预防实验性血栓的形成。

(2)川芎的另一有效成分阿魏酸钠亦能抑制血小板聚集及体外血栓的形成,有轻度抗凝作用。

(3)川芎可解除去甲肾上腺素引起的地鼠颊囊微动、静脉及毛细血管的痉挛,使减慢的血流速度加快,可使减少的血流量增多。

乳 香

【性味归经】辛,苦,温。归心、肝、脾经。

【主要功效】活血行气,舒筋止痛,消肿生肌。

【临床应用】(1)用于治跌打损伤瘀血阻滞疼痛以及血瘀气滞的胸腹疼痛、痛经、经闭和痈疽疼痛等症。能行气活血,散瘀定痛。常与血竭、红花、儿茶等配伍,内服,治跌打损伤气血凝结、瘀滞疼痛;与当归、白芷、白术等配伍,内服,治肌肉损伤,尤对腰肌扭伤伴胀痛效果更好;与没药、川芎、牡丹皮、赤芍、白芷、生地黄等配伍外敷,治跌打损伤数日后灼烧剧痛;与当归、丹参、香附、延胡索等配伍,内服,治痛经、经闭;与没药、穿山甲、当归、赤芍、天花粉配伍,治痈疮肿痛。

(2)用治内湿痹痛,筋骨拘挛,内服外敷均有效。常与羌活、防风、海风藤、桑枝等配伍,治痈疮肿痛。

(3)用于疮痈溃破久不收口。与没药研末,外敷溃疡疮面,有去腐生肌,消肿止痛之功。

【用量用法】3~10 g。外用适量。

【注意事项】孕妇及无瘀滞者忌用;胃弱者慎用。

没 药

【性味归经】苦,平。归心、肝、脾经。

【主要功效】散血祛瘀,消肿止痛,去腐生肌。

【临床应用】(1)应用范围与乳香相同。主要用于跌打损伤瘀滞肿痛、寒湿痹痛、痛经、经闭、痈疽肿痛、疮疡破溃久不收口等症。往往与乳香相须为用。

【用量用法】与乳香同。

【注意事项】与乳香同。如与乳香同用,两药用量皆须相应减少。

延胡索

【性味归经】辛,苦,温。归肝、脾经。

【主要功效】活血,行气,止痛。

【临床应用】(1)用于治跌打损伤瘀血、肿胀疼痛之症。与白芷、木香、黄柏、大黄等配伍,外用,治软组织损伤瘀血肿痛;与苏木、木香、木通、牛膝、白芷、黄柏等配伍,外用,治骨折和关节损伤肿痛;与甲珠、二乌、南星、木香同用,外敷治跟腱损伤血肿、刺痛。

(2)用治多种痛症,如胁肋痛、腰痛、关节痛、痛经、疝痛等症,有显著的止痛作用。治血滞腰痛或痛经,可与当归、川芎、桂枝等配伍,内服;治胁肋痛、心腹痛,可与五灵脂、青皮、没药等配伍,内服,均可增强止痛效果。

【用量用法】5~10 g。研末服,每次 1.5~3 g,温开水送服。醋制可加强止痛之功。

【现代研究】本品为优良的止痛药,可用于机体内外上下气滞血瘀所致的多种痛症,也可用于术后止痛。药理研究表明延胡索的多种制剂具有明显镇痛作用,尤以醇制浸膏、粉剂及醋制浸膏作用尤为明显。延胡索总碱镇痛作用约为吗啡的 40%。

姜 黄

【性味归经】辛,苦,温。归肝、脾经。

【主要功效】破血行气,通经止痛。

【临床应用】(1)用治跌打损伤肿胀疼痛,常与红花、桃仁、当归尾、赤芍、乳香、木香等配伍,内服或外用;如用于因损伤气滞血瘀所致胸胁疼痛,既可与木香、陈皮、柴胡、延胡索等配伍(治以气滞为主者),亦可与红花、桃仁、赤芍、乳香、没药等配伍(治以血瘀为主者)。

(2)用于治内湿肩臂疼痛,尤以血滞经络不通者为佳。症见肩臂疼痛麻木,抬举困难,对遇热则痛减、遇寒冷受凉则痛剧者,可与羌活、白术、当归等配伍,内服或外用;如兼有气血虚弱的老年肩臂痛(五十肩),可与黄芪、桂枝、秦艽等配伍。

(3)姜黄与大黄、白芷、天花粉等配伍,研末外敷,可用于一切痈疡疮疖初起,红肿热痛属阳证者。

(4)用治血滞经闭、腹痛,常与莪术、川芎、当归等配伍。

【用量用法】5~10 g。外用适量,以麻油或菜油调匀成膏,外敷。

【现代研究】实验证明,姜黄提取物和姜黄素能增强纤溶酶活性,抑制血小板聚集。

莪　术

【性味归经】苦,辛,温。归肝、脾经。

【主要功效】破血祛瘀,行气止痛,抗肿瘤。

【临床应用】(1)用于治跌打损伤、气血阻滞、肿胀作痛、下血及内损恶血等症。与三棱相似,但行气止痛之功,优于三棱,而活血之力次于三棱,两者同用,能增强破血行气之效。

(2)用于治气血瘀滞之经闭腹痛。常与三棱、川芎等配伍,内服。用于治癥瘕痞块,则常与三棱、鳖甲等合用。

(3)用于饮食积滞、胸腹胀满疼痛。常与木香、神曲、麦芽等配伍。

【用量用法】3~10 g。醋制能加强止痛之功。

【注意事项】月经过多者及孕妇忌用。

【现代研究】(1)实验证明莪术煎剂对家兔腹腔内的自体血液和血块,有较好的促吸收作用。

(2)对术后粘连有较好的疗效。

(3)莪术油软膏用于预防放射性皮肤烧伤有一定疗效。

三　棱

【性味归经】苦,辛,平。归肝、脾经。

【主要功效】破血祛瘀,消积止痛。

【临床应用】(1)用于治跌打损伤、瘀血积滞作痛,内服外用均可。常与莪术、桃仁、红花、当归、川芎、延胡索等配伍。治新伤局部肿痛发热,可与黄柏、莪术等配伍;治旧伤局部发硬疼痛,可与海桐皮、续断、威灵仙、合欢皮、川芎、鸡血藤、莪术等配伍;治肋骨骨折,局部肿痛,可与大黄、红花、赤芍、木通、莪术、茯苓等配伍。

(2)用于血瘀经闭、产后瘀滞腹痛及癥瘕等血瘀气滞之证,常与莪术、川芎、牛膝等配伍,内服。

【用量用法】3~10 g。醋炒能加强止痛之功。

【注意事项】月经过多者及孕妇忌用。

丹　参

【性味归经】苦,微寒。归心、心包、肝经。

【主要功效】活血祛瘀,凉血消痈。

【临床应用】(1)用于跌打损伤、瘀滞作痛之症。常与当归、红花、川芎配伍,内服或外用。

(2)配郁金、香附、延胡索、白芍、柴胡、桃仁等同服,可治胸壁损伤所致的胸胁疼痛。

(3)配忍冬藤、赤芍、秦艽、桑枝,可治热痹所致的关节红肿热痛。

(4)配清热解毒药,可用于治疗疮痈肿痛。

【用量用法】5~15 g。酒炒可增强活血之功。

【注意事项】反藜芦。

【现代研究】实验证实丹参可作用于多种凝血因子,如降低血小板聚集性,抑制二磷酸腺苷(ADP)等诱发的血小板聚集,提高血小板内 cAMP 含量,并通过激活纤溶酶原,影响纤维蛋白溶解系统,促进纤维蛋白(原)转化为裂解产物(FDP),而具有抗凝作用。临床还观察到丹参可改善血液流变性,降低血浆黏度,加速红细胞电泳率,改善红细胞压积,进而改善微循环,对于血瘀患者血液的"黏、聚、滞"倾向有很好的治疗作用。

虎 杖

【性味归经】苦,寒。归肝、胆、肺经。

【主要功效】活血定痛,清热解毒。

【临床应用】(1)用于治损伤瘀痛,可与当归、红花等同用。

(2)用于治风湿痹痛,可与西河柳、鸡血藤配伍。

(3)可用于水火烫伤以及疮痈肿毒、毒蛇咬伤的治疗。其中,烫伤可用鲜品切片,浸于麻油内,用油擦患处,或用干品研末敷患处;对疮毒蛇咬,既可内服,也可用鲜品捣烂外敷。

【用量用法】10~30 g。外用适量。

【注意事项】孕妇忌服。

桃 仁

【性味归经】苦,平。归心、肝、肺、大肠经。

【主要功效】活血祛瘀,润肠通便。

【临床应用】(1)用于治跌打损伤、瘀血阻滞作痛,常与红花、当归、桑枝、赤芍、苏木、乳香、没药等配伍,内服或外用;若胸胁损伤,内有蓄血,而致胁肋疼痛,热结便秘腹痛等症,常与酒大黄、天花粉、柴胡、当归尾等配伍,内服;若治腹部损伤所致下焦蓄血便秘、腹部胀满、疼痛拒按、发热谵语,且体质壮实者,可与大黄、芒硝等配伍;若损伤后瘀热内结,腹胀便秘,可与火麻仁、当归、生地黄、枳壳等配伍,内服。

(2)用于治血瘀经闭、痛经、癥瘕等痛症,常与红花、川芎、当归、赤芍等配伍,内服。

【用量用法】6~10 g,捣碎,入煎剂。外用适量。

【注意事项】孕妇忌服。

【现代研究】(1)实验表明,50% 桃仁提取液 1 mL 静注,能使兔耳灌流增加 189%;桃仁还具有一定的抗凝作用,能提高血小板中 cAMP 水平,抑制血液凝固。

(2)临床研究表明,对血流阻滞、血行障碍有改善作用,能使各脏器各组织机能恢复正常。

红 花

【性味归经】辛,温。归心、肝经。

【主要功效】活血祛瘀,通经止痛。

【临床应用】(1)用于治跌打损伤、血瘀作痛,常与桃仁、当归、川芎、赤芍等配用,内服;若伤后瘀肿热痛,可配蒲黄、黄柏、川芎、威灵仙、白芷等外敷;若伤后皮下瘀积成块、发硬疼痛,配肉桂、川芎、天南星、川乌、草乌等外敷;若肌肉、韧带、肌腱损伤而局部瘀血疼痛者,可用红花针剂局部或穴位注射。

(2)与苏木、当归、桃仁、赤芍、郁金等配伍内服,可治内伤瘀血。

(3)可用于治疗痛经、血滞经闭、产后腹痛、癥瘕积聚以及热郁血滞所致的斑疹色暗等症。

此外,近年来,本品被广泛地应用于临床各科多种瘀血阻滞为患或血行不畅之证。

【用量用法】3~10 g。外用适量。

【注意事项】孕妇忌用。

【现代研究】(1)红花注射液对周围血管有明显的消除肾上腺素及去甲肾上腺素收缩血管的作用,经用兔主动脉条片实验证实,这种作用是直接或部分阻断肾上腺素能受体的结果。

(2)红花黄素具有抑制体外血栓形成及改善微循环的作用。

附:番红花(藏红花)

本品味甘性寒,归心、肝经。有与红花相似的活血祛瘀、通经止痛作用,而药性较强,又兼有凉血解毒之功,尤宜于斑疹大热、疹色不红活及温病热入血分之证。用量1.5~3 g。

牛　膝

常用的有川牛膝和怀牛膝两种。

【性味归经】苦,酸,平。归肝、肾经。

【主要功效】活血祛瘀,补肝肾,强筋骨,利关节。

【临床应用】(1)用于治跌打损伤、瘀滞作痛。可与桃仁、红花、川芎、赤芍、乳香、木香等配伍,内服或外用。

(2)用于治腰膝疼痛、风湿痹痛、关节不利。治损伤气血所致瘀滞作痛,可与当归、川芎、红花、木瓜、续断等配伍,内服或外用;治肝肾虚损所致腰膝痿软疼痛,可与杜仲、狗脊、菟丝子、破故纸等配伍,内服或外用;治风湿性腰腿关节不利,可与威灵仙、五加皮、木瓜、独活、鸡血藤、海桐皮、萆薢等配伍;治湿热下注,关节红肿疼痛,常与苍术、黄柏、薏苡仁等配伍,内服或外用。

(3)用于治血滞经闭、痛经、经行不畅、产后瘀滞腹痛、胞衣不下等症,常与当归、赤芍、桃仁、红花等配伍,内服。若属血瘀气滞者,加木香;治胞衣不下,常与冬葵子、蒲黄、瞿麦、当归等配伍,内服。亦可单用,以酒蒸服,治难产。

【用量用法】6~15 g。外用适量。怀牛膝长于益肝肾、强筋骨,多内服。川牛膝长于破瘀血、散恶血、通经下行力强,多外用。

【注意事项】孕妇及月经过多者忌用。

穿山甲

【性味归经】咸,微寒。归肝、胃经。

【主要功效】祛瘀通经,消痈排脓,下乳。

【临床应用】(1)用于治跌打损伤、瘀血积聚,发硬疼痛,常与红花、桃仁、大黄、当归尾、天花粉等配伍,内服或外用。如损伤日久瘀血成块,可与莪术、三棱、当归、红花、香附等配伍,内服。

(2)用于治风湿痹痛、手足麻木、四肢拘挛等症。常与当归、川芎、羌活、独活、桂枝、防风、伸筋草、威灵仙等配伍,内服或外用。

（3）用于治产妇乳房胀痛发硬，乳汁不下。可与王不留行、通草、当归、车前子等配伍，内服或外用。

（4）用治瘀血阻滞所致癥瘕痞块、经闭不通。常与桃仁、红花、当归、芍药、地黄、川芎等配伍，内服。

（5）用于治痈肿疮毒，初起能散，脓成能溃。若痈肿初起，可与银花、皂角刺等配伍，内服或外用；若脓成未溃，则与黄芪、川芎、皂角刺配伍。

【用量用法】3～10 g。可研末吞服，每次1～1.5 g。外用适量。

【注意事项】孕妇忌用。

【现代研究】用于骨瘤、脊椎骨折钢板固定、截肢等手术，有良好止血效果。

降 香

【性味归经】辛，温。归心、肝经。

【主要功效】活血散瘀，止血定痛。

【临床应用】（1）用于跌打损伤瘀血肿痛，常与乳香、没药配伍。

（2）外用治疗创伤性失血，能收止血定痛之效。

【用量用法】3～6 g。研末吞服，每次1～2 g。外用适量，研末外敷患处。

【注意事项】凡阴虚火旺，血热妄行而无瘀滞者不宜用。

泽 兰

【性味归经】辛，苦，微热。归脾、膀胱经。

【主要功效】活血祛瘀，行水消肿。

【临床应用】（1）用于治跌打损伤、瘀血肿痛。常与当归、川芎、红花、桃仁、赤芍等配伍。如损伤初期红肿热痛，可与大黄、黄柏配伍内服，外敷或煎水熏洗。

（2）用于治痈肿疼痛，可与薄荷、连翘、银花配伍。

此外，还可用于治产后小便不利、身面浮肿之症。常与防己配伍。

【用量用法】10～15 g。外用适量。

王不留行

【性味归经】苦，甘，平。归肝、胃经。

【主要功效】行血通经，消肿，下乳。

【临床应用】（1）用于治跌打损伤气滞血瘀、肿胀疼痛。常与红花、桃仁、乳香、没药、赤芍、川芎等配伍，内服或外用，有行气活血，消肿止痛的功效。

（2）用于治风寒湿痹、关节疼痛不利。常与羌活、防风、桂枝、红花、威灵仙、赤芍、鸡血藤等配伍，内服或外用。

（3）用于治经闭、乳汁不下等症。本品入血分，善行而不住，走而不守，能上通乳汁，下通经闭。治血瘀经闭或痛经，常与当归、川芎、红花等配伍，内服；治产后乳汁不通，常与穿山甲、通草配伍，内服；如因气血虚少以致乳汁不足者，则应配伍并重用黄芪、当归等补血药物。

（4）用于治痈肿疼痛。如治初期乳痈，常与蒲公英、夏枯草、瓜蒌等配伍，内服外用；治流行性腮腺炎（痄腮）合并睾丸炎，可与荔枝核、川楝子、板蓝根、黄连、黄芩、生地黄等配伍。

此外,因有利尿作用,故还用于小便淋沥不尽。常与金钱草、海金沙、怀牛膝等配伍。

【用量用法】6~10 g。外用适量。

【注意事项】孕妇忌用。

五灵脂

【性味归经】甘,温。归肝经。

【主要功效】活血散瘀,通经止痛。

【临床应用】(1)用治跌打损伤、瘀血凝结、肿胀不消、疼痛发烧,可与黄柏、红花、赤芍、木香、桃仁、蒲黄、乳香、没药等配伍,内服或外用;如系肿消热退而瘀血凝结成块,血行不畅,以致经络受阻、麻木不仁、神经痛等症,可与川乌、草乌等配伍。

(2)用于治心腹胁肋刺痛,可与柴胡、青皮、赤芍、苏木等配伍。

(3)用于治瘀血阻滞所致经闭、经痛、产后腹痛、恶露不下,可单用本品,或与蒲黄配伍,名失笑散,亦可与益母草、当归、川芎、红花、桃仁、延胡索等配伍,内服。

(4)用于治风湿关节肿痛,可与鸡血藤、桑枝、威灵仙、红花、羌活、独活等配伍,内服或外用。

(5)本品尚可解蛇毒,可内服、外敷。

【用量用法】3~10 g。包煎或入丸散。外用适量。外治蛇虫咬伤,可配雄黄(本品 2 份,雄黄 1 份),共研细末,用麻油或菜油调涂患处。

【注意事项】孕妇慎用。人参畏五灵脂的理论,临证时可参。

刘寄奴

【性味归经】苦,温。归心、脾经。

【主要功效】破血逐瘀,通经止痛。

【临床应用】(1)用治跌打损伤、瘀血、肿胀疼痛等症。常与红花、桃仁、当归尾、骨碎补、川芎、泽兰、乳香、没药等配伍,内服外敷。损伤后期,关节挛缩疼痛、功能障碍以及风湿骨关节痛肿,可与苍术、松节、木通、伸筋草、天南星、三棱等配伍,煎汤熏洗或研霜调敷。

(2)本品研霜外用,治创伤出血疼痛,有止血止痛之效。

(3)用于血瘀经闭、痛经、产后瘀血腹痛等症。常与红花、牛膝、赤芍、当归、延胡索等配伍。

【用量用法】3~10 g。外用适量。

【注意事项】孕妇忌用。

苏　木

【性味归经】甘,咸,微辛。归心、肝,脾经。

【主要功效】活血祛瘀,消肿止痛。

【临床应用】(1)用于治跌打损伤所致骨伤筋伤、瘀滞肿痛等症,常与乳香、没药、当归、红花、牛膝、赤芍、桃仁等配伍,内服或外用。如系骨折,可与乳香、没药、血竭、煅自然铜、续断、骨碎补、当归等配伍;若损伤后经络受阻、瘀滞疼痛、关节不利,可与刘寄奴、泽兰、血通、鸡血藤、海桐皮、羌活等配伍熬水熏洗,以通经活血,利关节,止痛。

(2)用于治血滞经闭、痛经、产后腹痛腹胀等症。可与桃仁、红花、当归、川芎、益母草、延胡索、炮姜等配伍,内服。

【用量用法】3~10 g。外用适量。

【注意事项】孕妇忌用,月经过多者慎用。

鸡血藤

【性味归经】苦,微甘,温。归肝经。

【主要功效】引血补血,舒筋活络。

【临床应用】(1)用于治跌打损伤、瘀血疼痛。可与红花、桃仁、川芎、赤芍同用。

(2)用于治关节酸痛、手足麻木、肢体瘫痪、风湿痹痛等症。可随症配伍补肝肾、强筋骨或祛风、活血、通络药,如独活、杜仲、五加皮、木瓜、桑枝、赤芍等。

【用量用法】10~15 g,大剂量可用30 g。煎汤内服。

【注意事项】孕妇慎用。

血 竭

【性味归经】甘,咸,平。归心、肝经。

【主要功效】化瘀止痛,止血生肌,敛疮。

【临床应用】(1)用于治跌打损伤、瘀滞作痛及外伤出血等症,内服或外用。治损伤瘀痛,常与乳香、没药、红花等配伍,内服或外用;治外伤出血,可单用本品粉霜撒于伤口部,或与蒲黄配伍,以增止血之效。

(2)用于治疮疡久不收口,有防腐生肌,促进疮面愈合的作用。常与儿茶、乳香、没药等配伍,外用。

【用量用法】1~1.5 g。内服或外用。

(蓝肇熙)

第三章　理气药

凡用以调理气分疾病,能疏畅气机,可使气行通顺的药物,称为理气药。

中医理论认为,气行则血行,气滞则血瘀。由于跌打损伤、外邪侵扰或情志不畅等,常使伤科患者气滞与血瘀同时存在。这一病机甚至可贯穿于整个病程的始终。在伤科临床中,理气药的使用是十分广泛而重要的。使用理气药,必须在辨证基础上,根据病机特点而恰当使用。如损伤气滞血瘀而局部肿胀疼痛者,法当行气活血,在运用理气药的同时,配用活血祛瘀药。风寒湿邪闭阻经络,肌肤不仁而肢体麻木疼痛者,关节拘挛不伸者,应当在祛风、散寒、除湿的基础上加用理气药及活血药,而损伤内动于肝,导致肝气不舒、胁肋胀痛、脘腹胀满者,理气药又须与活血祛瘀消积导滞之药配伍用,方能达到标本兼治的目的。

使用理气药,还须根据气滞的程度及患者的体质状况而灵活运用。

理气药多属辛温香燥之品,过量服用或久服,易耗气伤阴,故气虚、阴虚火旺者应慎用。

此类药物多含芳香挥发成分,故不宜久煎。

橘 皮

【性味归经】辛,苦,温。归脾、肺经。

【主要功效】理气健脾,燥湿化痰,降逆止呕。

【临床应用】(1)用于治跌打损伤患者因脾胃气滞所致脘腹胀满、不思饮食。与苍术、厚朴等配伍,内服,治脾胃气滞而偏寒之证。与党参、白术、炙甘草等配伍,治损伤后期气虚体弱及脾胃虚弱而消化不良之症。

(2)用于治损伤后期,局部气血阻滞,经络不通所致疼痛肿胀。常与羌活、秦艽、伸筋草、丝瓜络、苍术等配伍,煎水熏洗。

(3)用于治痰湿阻滞,胃气不降之呃逆、呕吐。如属热痰者,可与芦根、竹茹、黄连等配伍;偏虚者,加党参、白术等;若痰热偏重者,可与竹茹、瓜蒌等配伍。

【用量用法】3～10 g。外用适量。

【注意事项】本品辛苦燥,温能助热,故舌红少津,内有实热者须慎用。

木 香

【性味归经】辛,苦,温。归脾、胃、大肠、胆经。

【主要功效】行气止痛,温中和胃。

【临床应用】(1)用于治跌打损伤、局部疼痛、肿胀、发热发冷等症。热、肿较轻,常与黄柏、延胡索、白芷、羌活等配伍,外敷;伤后局部红肿、发热、疼痛较重者可与黄柏、大黄、延胡索等配伍,外敷;旧伤局部酸胀、冷痛,不能负重着力者,常与续断、土鳖虫、儿茶、檀香、官桂等配伍,外敷。

(2)配木瓜、白术、砂仁、茯苓、厚朴、香附、槟榔、芡实内服,可治损伤所致的气串攻冲,胸腹胀痛。

(3)用于治风湿关节痛、腰腿酸痛、全身胀痛,常与祛风除湿药配伍。

(4)用于治脘腹胀痛、肠鸣泄泻及下痢腹痛、里急后重等症,常与蔻仁、砂仁、藿香等配伍。用于治泻痢腹痛、里急后重的症候,可与黄连、槟榔等配伍;治脾胃气虚,寒湿阻滞所致脘腹胀痛、嗳气和吐泻、舌苔白腻等症,常与砂仁、陈皮、党参等配伍。

【用量用法】3～10 g。外用适量。

【注意事项】辛温香燥,阴虚火旺者慎用。

【现代研究】本香对 ADP 诱导的家兔血小板聚集有明显抑制作用,对已聚集的血小板还有显著的促聚作用,其作用强度随剂量的加大而增加。

香 附

【性味归经】辛,微苦,微甘,平。归肝、三焦经。

【主要功效】疏肝理气,调经止痛。

【临床应用】(1)用于治软组织损伤中后期局部肿胀、疼痛,尤以治胸壁挫伤,肋间肌和腰肌损伤效果更好。常与三七配伍,内服。

(2)用于治跌打损伤患者因肝郁气滞所致胁肋胀痛、肝胃气痛等症。常与柴胡、郁金、白芍等配伍。

此外,还用于肝气郁结所致月经不调、经痛等症。常与当归、白芍、柴胡等配伍。

【用量用法】6~12 g。

【注意事项】凡气虚无滞、阴虚血热者忌用。

【现代研究】实验证实,香附乙醇提取液可以显著提高小白鼠的痛阈,显示镇痛作用。临床研究表明,本品对腰椎肥大所致的腰痛,有较好的止痛作用。

乌 药

【性味归经】辛,温。归脾、肺、肾、膀胱经。

【主要功效】行气,开郁,散寒,止痛。

【临床应用】(1)用于治跌打损伤患者因寒郁气滞而致肿胀疼痛,胸腹胀痛。可与香附、木香、威灵仙、羌活等配伍,内服。

(2)用于治气逆寒存的小腹冷痛、疝气痛、经痛。常与小茴香、高良姜、青皮配伍。

(3)用于治跌打损伤中后期兼肾虚有寒证所致小便频数、遗尿、骨痂生长缓慢等症。常与益智仁、山药等配伍,内服。

【用量用法】3~10 g。

【注意事项】气虚、内热者忌服。

青木香

【性味归经】辛,苦,微寒。归肝、胃经。

【主要功效】行气止痛,解毒消肿。

【临床应用】(1)用于治跌打损伤所致的胸胁胀痛。常与柴胡、郁金、香附、白芍等配伍,内服。

(2)配白芷、云苓、木通、乳香外敷,可治伤后局部胀痛;配乳香、白芷、海桐皮、地龙外敷,可治肌肉疼痛。

(3)可用于治毒蛇咬伤。常与白芷配伍,内服或外敷,能收解毒消肿之效。

【用量用法】3~10 g,散剂 1.5~2 g。外用适量。

【注意事项】不宜多服,过量服用易引起恶心呕吐。

枳 实

【性味归经】苦,辛,微寒。归脾、胃、大肠经。

【主要功效】破气消积,化痰除痞。

【临床应用】伤科应用本品,主要用于治跌打损伤初期,气滞血瘀热结而胸胀满、疼痛便秘之症。常与厚朴、大黄等配伍内服。

【用量用法】3~10 g,大剂量可用至 15 g。

【注意事项】脾胃虚弱者及孕妇慎用。

檀 香

【性味归经】辛,温。归脾、胃、肺经。

【主要功效】理气调中,散寒止痛,暖筋健骨。

【临床应用】(1)用于治各种新旧寒凝滞痛,关节、筋骨冷痛。常与丁香、木香、白芷、细辛等配伍,研末调敷。

(2)用于治全身各部风寒湿痛(变天尤甚)。可与麝香、丁香、细辛、木香等配伍,研细末入膏药,外贴。

(3)用于治远年寒积,肌肉冷痛发硬,尤以秋冬更甚。可与细辛、麻黄、独活、天南星、海桐皮、官桂等配伍,研末调敷。

(4)用于治跌打损伤患者因胃寒气滞所致脘腹疼痛。可与砂仁、丁香、白豆蔻、藿香等配伍,内服。

【用量用法】1~3 g,或入丸散,外用适量。

【注意事项】阴虚火旺者慎用。

甘 松

【性味归经】辛,甘,温。归脾、胃经。

【主要功效】行气止痛,消肿,开郁醒脾。

【临床应用】(1)用于治脚气浮肿,骨折中后期肿胀不消。可与荷叶、藁本、威灵仙、茵陈、陈皮、防己、浮萍等配伍,调敷或煎汤熏洗。

(2)用于治风寒湿痹、麻木不仁。可与白芷、赤芍、木香、羌活、独活、川芎等配伍,研末调敷。

(3)用于治跌打损伤患者兼有郁胸闷、胃脘疼痛、食欲不振。可与木香、香橼皮,香附等配伍。

【用量用法】3~10 g,外用适量。

【注意事项】气虚血热者忌服。

（蓝肇熙）

第四章 止血药

凡以制止体内外出血为主要作用的药物,称为止血药。出血是跌打损伤早期的主要临床表现,无论损伤轻重,皆有出血的可能。及时而有效地止血,可减少血液的耗损,减轻体内瘀血凝结,防止因大出血而造成的循环衰竭,为损伤的治疗奠定良好的基础。

止血药有凉血止血、收敛止血及化瘀止血等不同作用。临证时,须根据出血的原因和具体证候。从整体出发,选用相应的止血药,并择选适当的药物进行配伍,以增强疗效。

由于"伤科多瘀",故对于闭合性损伤出血,最好选用化瘀止血药。使用收敛止血药时,为防止其留瘀之弊,应加入适量活血药。出血兼血热者,可凉血止血药与清热药配伍;出血而兼阴虚阳亢者,在运用止血药的同时,应配伍滋阴潜阳药;出血过多而气虚欲脱者,单用止血药则缓不济急,应给予大补元气之药,以益气固脱。

紫　珠

【性味归经】苦,涩,凉。归肝、肺、胃经。

【主要功效】收敛止血,解毒疗疮。

【临床应用】(1)用于治跌打损伤早期各种内外出血和手术出血症。可单用本品或与其他止血药配伍,水煎服和研末冲服。治外伤出血,可用本品研末撒布或鲜叶捣敷,或做成浸剂用消毒纱布浸湿覆盖压迫出血部,均能迅速止血,并有抗菌解毒作用。

(2)用于治疮痛肿毒、烧伤、毒蛇咬伤等症。可单用本品水煎或研末涂搽,并同时内服,有控制感染和促进愈合的作用。

【用量用法】10～15 g,研末用,每次 1.5～3 g。外用适量。

侧柏叶

【性味归经】苦,涩,微寒。归肺、肝、大肠经。

【主要功效】凉血止血,祛风湿,散肿毒。

【临床应用】(1)用于治跌打损伤所致内、外出血以及衄血、咯血、便血、尿血、崩漏等多种血症。治热证出血,可单用本品或与生地黄、生荷叶、生艾叶等配伍,内服;治寒证出血,常与姜、艾叶等配伍。

(2)用于治"历节风痛,痛如虎咬,走注周身,不能转动,动即痛极,昼夜不宁"。可与木通、当归、红花、羌活、防风等配伍,内服。此外,还可用治烫伤、烧伤以及脂溢性皮炎等。

【用量用法】10～15 g。外用适量。

仙鹤草

【性味归经】苦,涩,平。归肺、肝、脾经。

【主要功效】收敛止血,解毒疗疮,杀虫。

【临床应用】(1)用于治跌打损伤所致内、外出血以及衄血、咯血、吐血、尿血、手术出血、崩漏等多种出血症,有良好的止血之功。可单用本品或与旱莲草、茜草炭、侧柏叶等配伍,内服。

(2)用于治疖疮痈肿、痔肿等,有解毒消肿的作用。

此外,还用于痢疾、疟疾、滴虫性阴道炎等的治疗,有收敛杀虫的作用。

【用量用法】10～15 g,大剂量可用 30～60 g。外用适量。

【现代研究】实验证明,仙鹤草素能缩短凝血时间,使血小板计数略有增加。临床研究表明,以仙鹤草制成止血粉,用于外伤出血、内脏手术出血或渗血,有一定的效果。

白　芨

【性味归经】苦,甘,涩,微寒。归肺、肝经。

【主要功效】收敛止血,消肿生肌,强筋健骨。

【临床应用】(1)用于治跌打损伤及骨折的外伤出血以及咯血、呕血、衄血等出血症,能收敛止血。可单用或配煅石膏研末外敷。

(2)用于治骨折不愈、筋伤缺损等。可与合欢皮、自然铜、骨碎补、续断等配伍,外敷治骨折后期骨痂生长不良。

(3)用于治痈疮不敛,溃疡不愈,手足皲裂等症。如疮疡初起未溃,可与金银花、皂角刺、乳香等配伍;如疮疡皲裂、肛裂、烫伤等症,可用本品研末,以麻油调涂患处。

此外,还可用治肺结核、肺痈、胃及十二指肠溃疡等病。

【用量用法】3～10 g。研服,每服1.5～3 g。外用适量。

【注意事项】传统认为与乌头相反。

血余炭

【性味归经】苦,平。归肝、胃经。

【主要功效】止血消瘀,补阴利尿。

【临床应用】(1)用于治跌打损伤所致内、外出血以及衄血、咯血、便血、血淋、崩漏等多种出血症。治创伤出血,溃疡久不收口。可单用本品研末撒布,能止血生肌;治鼻衄,可将本品研末吹入鼻腔,效果亦佳;治各种出血症,常与棕榈炭、侧柏叶、藕节等配伍。

(2)用于治跌打损伤急性期局部红肿、皮下充血。常与黄柏、白芷、血竭、木通等配伍,外敷。

(3)用于治关节无名肿痛,可与续断、草薢、茯苓、羌活、五灵脂等配伍。

此外,还可治疗小便不通,可与滑石等配伍,有补阴利尿的作用。

【用量用法】6～10 g。研末冲服,每次1.5～3 g。

三　七

【性味归经】甘,微苦,温。归肝、胃经。

【主要功效】祛瘀止血,消肿止痛。

【临床应用】(1)用于治跌打损伤所致内、外出血及其他各种出血症。对兼有瘀滞肿痛者更宜。既能止血,又能活血散瘀,有"止血不留瘀"的特点,可单用,亦可与其他止血药配伍。

(2)用于跌打损伤、瘀滞肿痛之症。常与血竭、儿茶、麝香等配伍内服。

(3)与当归、黄芪、五加皮、续断、骨碎补、白术、川芎等配伍外敷,可治久伤久痛,关节软痛无力之症。

【用量用法】3～10 g。研末吞服,每次1～1.5 g。外用适量。

【注意事项】本品性温,凡出血而见阴虚口干者,须与滋阴凉血药同用。

【现代研究】本品对毛细血管通透性增高以及多种致炎剂所致的肿胀和塑料环肉芽组织增生均有显著的抑制作用。

茜　草

【性味归经】苦,寒。归肝经。

【主要功效】凉血止血,活血祛瘀。

【临床应用】(1)用于治跌打损伤出血及血热所致的各种出血症。治疗损伤出血,可单用研末外敷;治疗血热出血,常与大蓟、小蓟、侧柏叶等配伍用。

(2)与红花、当归、川芎等配伍,可治跌打损伤、瘀滞作痛之症。

（3）配鸡血藤、海风藤、延胡索可治久痹关节疼痛之症。

【用量用法】10～15 g。外用适量。

蒲 黄

【性味归经】甘,平。归肝、心包经。

【主要功效】收敛止血,活血祛瘀。

【临床应用】（1）用于治跌打损伤所致内、外出血以及呕血、衄血、咯血、便血、尿血、崩漏等多种出血症。用于创伤出血,既能止血,又能祛瘀。治各种出血症,多与仙鹤草、旱草、茜草炭、棕榈炭、侧柏叶等配伍。

（2）与桃仁、红花、赤芍、五灵脂等配伍,内服或外用,可治损伤后血液瘀积疼痛,能收化瘀止痛之功。

（3）用于治脘腹疼痛,产后血瘀腹痛及痛经等症,常与五灵脂配伍。

【用量用法】3～10 g。包煎。外用适量。

【注意事项】孕妇慎用。

【现代研究】研究表明蒲黄能使家兔凝血时间明显缩短,使血小板数目增加,凝血酶原时间缩短。同时,蒲黄具有抑制血小板粘附和聚集的作用。具有止血化瘀的双重作用。

（蓝肇熙）

第五章　续筋接骨药

凡能促进骨折愈合和软组织损伤修复的药物,称为续筋接骨药。

续筋接骨,恢复损伤组织原有的结构和功能,是伤科治疗的目的。组织损伤后,除机体本身具有损伤组织生长修复作用外,使用适当的药物,必能促进损伤组织的愈合和功能恢复。临床上影响损伤愈合的因素很多,如瘀血阻滞、气血亏损、肝肾虚衰、脏腑不和以及罹患他病等。使用本类药时,应根据病情,遵循标本兼治、筋骨并重、局部和全身（整体）相结合的原则。

若有瘀血阻滞,当先使用活血散瘀之剂,待瘀血基本消散,再投以续筋接骨之品,或两者适当配伍使用。若气血亏损,肝肾虚衰,则应用时使用补气血药或补肝肾药。总之,应当谨守病机,辨证施治,方能收到满意效果。

本类药物一般应在肿胀基本消散、骨位稳定之后使用。

自然铜

【性味归经】辛,平。归肝经。

【主要功效】散瘀止痛,续筋接骨。

【临床应用】（1）用治跌打损伤、骨折筋断、瘀滞肿痛等证。内服外用均可,有散瘀止痛,促进骨折愈合的作用,为伤科续筋接骨要药。常与乳香、没药、当归、续断、骨碎补等配伍,有活血续筋,促进骨痂生长的作用。治老年骨折后瘀血疼痛,骨痂生长缓慢,可与白芨、血竭、当归、何首乌、儿茶、牡丹皮等配伍;治闪腰岔气、腰痛,可与土鳖虫、牛膝、续断等配伍。治脱钙或骨质坏死,可与白芨、血竭、当归、首乌、儿茶配伍外敷。

【用量用法】10~15 g。煅研细末入剂,每次0.3 g。

【注意事项】勿过量和久服。

【现代研究】研究证实,自然铜对骨折愈合有促进作用,表现为骨痂生长快,抗折力亦较对照组强。

土鳖虫

【性味归经】咸,寒,有小毒。归肝经。

【主要功效】活血散瘀,续筋接骨,通经活络。

【临床应用】(1)用于治骨折筋伤,瘀血积聚肿胀疼痛等症。常与桃仁、红花、自然铜、乳香、没药、骨碎补等配伍,内服。亦可单用本品焙干,研末冲服。如治腰部扭伤,经久不愈,其痛如刺,痛处固定者,常与赤芍、桃仁、怀牛膝、狗脊等配伍;治筋伤瘀血肿硬成结,可与海藻、威灵仙、海桐皮、白蔹配伍外敷;治关节部损伤后遗症,肿痛发硬,功能障碍,可与黄芪、川芎、天南星、丁香、海桐皮、草薢、穿山甲等配伍,外敷;治外伤性昏厥,昏迷或重伤后大便不解,心慌或迷沉不醒,可与巴豆、乳香、麝香、朱砂等配伍,如回生丹能起回苏起痛、祛瘀通便之效。

(2)用于治血瘀经闭、癥瘕积聚、腹痛等证。常与大黄、水蛭、桃仁等配伍。

【用量用法】3~10 g。研末吞服,每次1~1.5 g。

【注意事项】孕妇慎用。

【现代研究】治疗各种腰痛腿痛每获良效。

骨碎补

【性味归经】苦,温。归肝、肾经。

【主要功效】补肾接骨,活血止血。

【临床应用】(1)用于治跌打损伤、筋断骨折、瘀肿疼痛之证,有活血止痛、补肾接骨、坚骨强筋的作用。可根据损伤性质和病程,与红花、赤芍、桃仁、续断、土鳖虫、自然铜、乳香、桑寄生、独活、杜仲、狗脊等配伍。如骨折日久,骨痂形成少,可与儿茶、血竭、白芨、竹七、黄芪等配伍,外敷。如治骨膜损伤、筋骨烧痛,可与合欢皮、海桐皮、五加皮、土苓、土鳖虫、川芎、丹皮等配伍,外敷。

(2)用治风湿痹痛,腰膝酸痛,肝肾虚弱,行走无力等证,可与秦艽、独活、桑寄生、防风、细辛、杜仲、当归、牛膝等配伍,有祛湿补肾的作用。

(3)用于治肾虚耳鸣、牙痛、久泻等症,可单用本品,研末入猪肾中,煨熟食,亦可与怀牛膝、山药、菟丝子、地骨皮等配伍。

【用量用法】10~20 g。煎汤或入丸散。外用适量,捣烂或晒干研末敷,也可浸酒擦患处。

合欢皮

【性味归经】甘,平。归心、肝、肾、脾经。

【主要功效】续筋接骨,镇静安神,活血消肿。

【临床应用】(1)用于治损伤瘀肿不散,筋骨疼痛,骨痂生长缓慢等症,有续筋接骨,活血消肿之功。治关节韧带损伤瘀肿不消、疼痛,可与血竭、延胡索、白芨、续断等配伍,外用;治气血虚弱,筋骨疼痛,可与海桐皮、月季花、鸡血藤、白芍、川芎、当归等配伍,内服;治骨折日久,局部肿痛,骨痂生长缓慢,可与骨碎补、鳖甲、五加皮、何首乌、当归、丹参等配伍,内服,能促进骨痂生长。

(2)配赤芍、牡蛎、当归、紫河车内服,可治内脏损伤,心胸闷胀吐血之症。

【用量用法】10~15 g。外用适量。

海 马

【性味归经】甘,咸,温。归肾、肝经。

【主要功效】补肾壮阳,活血散瘀。

【临床应用】(1)用于治骨伤病人肾阳虚所致腰膝痿软、阳痿、尿频及骨痂生长缓慢等症。可单用本品,研末冲服或浸酒服,或与补骨脂、当归、淫羊藿、杜仲、肉苁蓉等配伍。

(2)用于治跌打损伤,气血瘀滞不散所致疼痛、肿胀、功能障碍等症。可单用本品,浸酒内服,或与苏木、红花、川芎、当归、木香等配伍。此外,治癥瘕块,可与大黄、青皮等配伍。还治肿瘤、瘰疬、阴疽疮肿、外出血等症。

【用量用法】1~1.5 g。

续 断

【性味归经】苦,甘,辛,微温。归肝、肾经。

【主要功效】补肝肾,强筋骨,续折伤。

【临床应用】(1)用于治跌打损伤后骨折筋断、肿胀疼痛等症,能通血脉,有接骨疗伤的作用。治损伤初期局部肿痛,常与川牛膝、泽兰、赤芍、红花、川芎等配伍,内服或外用;治损伤中后期筋骨痿软,伸屈不利等症,与独活、桑寄生、五加皮、杜仲等配伍。

(2)用于肝肾不足所致腰膝无力或阳痿、遗精、尿频等症。常与补骨脂、菟丝子、枸杞子、山茱萸、熟地黄、牛膝等配伍,内服。

【用量用法】10~12 g。外用适量研末敷。

螃 蟹(蟹粉)

【性味归经】咸,寒。归肾、肺经。

【主要功效】散瘀通经,续筋接骨,除热解结。

【临床应用】用于治骨折和韧带损伤,有续筋接骨之效。治疲劳性骨膜炎及骨折,常与白芨、黄柏、血余炭等配伍,外敷;治关节韧带损伤断裂,肿胀疼痛,与地龙、木通、儿茶、续断、桃仁等配伍,外敷。

【用量用法】10~15 g。外用适量。

脆 蛇

【性味归经】咸,平。归肝、肾、脾经。

【主要功效】散瘀接骨,祛风除湿。

【临床应用】(1)用于治跌打损伤、骨折。常与骨碎补、乳香、没药、自然铜、赤芍、红花、当归等配伍,内服,能促进骨折愈合。

(2)配广木香、苏木、土鳖虫、地龙、秦艽、乳香、没药,外敷可治痉挛。

【用量用法】10~15 g。外用适量。

【注意事项】风湿瘀血凝滞者及孕妇忌服。

接骨木

【性味归经】甘,苦,平。归肝、肾经。

【主要功效】活血止痛,续筋接骨,祛风通络。

【临床应用】(1)用于治风湿疼痛,关节不利等症。可与秦艽、羌活、独活、防风等配伍。

(2)用于治骨折筋伤、瘀阻疼痛等症。可与透骨草、当归、川芎、赤芍、红花等配伍。

【用量用法】10~15 g。

【注意事项】孕妇忌服。

象 皮

【性味归经】甘,咸,温。归肝、脾、膀胱经。

【主要功效】生肌,止血,收敛,镇痛。

【临床应用】(1)用于治骨折、半月板及其他软组织损伤。常与骨碎补、续断、土鳖虫、白芨、红花等配伍,外敷。

(2)用于治外伤出血。常与鹿角霜、三七等配伍,共研细末,撒布伤口,有较好的止血作用。

(3)用于治疮疡久不收口或肉芽生长不良。常与煅龙骨、冰片、乳香、朱砂、麝香、珍珠、黄连等配伍,外用。

【用量用法】外用适量。

甜瓜子

【性味归经】苦,寒。归胃经。

【主要功效】散结,消瘀,续筋,接骨。

【临床应用】(1)用于治骨折,能促进骨痂生长。常与土鳖虫、赤芍、自然铜等配伍,外用或内服。此外,用本品浸酒服,可治腰疼痛。

【用量用法】10~15 g。外用适量。

(蓝肇熙)

第六章 强筋壮骨药

凡能补益肝肾,强筋健骨,扶正祛邪的药物,称为强筋壮骨药。

中医理论认为,肝主筋,肾主骨。无论何种损伤,除直接伤筋动骨外,均可内动肝肾而使之亏虚。腰为肾府,膝为筋府,故肝肾虚损,易腰膝酸痛,筋骨痿软,骨折愈合缓慢。强筋壮骨药具有补肝肾,强筋骨的作用,故主要适用于损伤中后期所出现的上述病症。此外,损伤中后期,筋骨虽基本愈合,但其功能尚未完全恢复,此时,风寒湿邪易乘虚而入,并阻滞经络,导致气血运行不畅而发生筋骨酸痛,挛缩拘急之症。若适当选用本类药物,并与其他补益药、祛风寒湿药配伍,便能标本兼治,收到良好的临床疗效。

甘 草

【性味归经】甘,平。归心、肺、脾、胃经。

【主要功效】补中益气,强筋壮骨,消热解毒,调和药性。

【临床应用】(1)用于治伤后脾胃虚弱、食少倦怠、乏力及气虚血少、脉结代、心悸等症。常与桂枝、党参、白术、茯苓等配伍。

(2)用于小腿肌肉痉挛疼痛,常与五加皮、木瓜、舒筋草配伍。用于腹中挛急疼痛,常与芍药配伍,均取其缓急止痛之效。

(3)用于调和药性,使热药缓其热,寒药缓其寒,烈药缓其峻。配伍甘草,可使大黄、芒硝的药性缓和,并能起矫味作用。

【用量用法】2~10 g。外用适量。

【注意事项】(1)湿盛中满、恶心呕吐者忌用。

(2)一般不宜与芫花、大戟、甘遂、海藻等药物合用。

(3)配常山易引起呕吐,宜慎用。

(4)久服较大剂量甘草,易引起浮肿。

【现代研究】临床研究表明,甘草浸膏治疗腓肠痉挛、类风湿关节炎疗效良好。

狗 脊

【性味归经】苦,甘,温。归肝、肾经。

【主要功效】祛风湿,补肝肾,强腰膝。

【临床应用】(1)用于治肝肾损虚兼感风寒湿邪引起之腰脊酸痛、足膝无力以及跌打损伤日久,关节伸屈不利等症。能祛风湿,补肝肾,强筋。常与杜仲、牛膝、秦艽、桂枝、菟丝子、苡仁、木瓜等配伍。

(2)用于治增生性脊柱炎、脊柱压缩性骨折后遗腰酸背痛症。可与熟地黄、鹿含草、破故纸、杜仲、鸡血藤、淫羊藿等配伍。

此外,还用于治小便过多,年老尿多,妇女白浊等症。狗脊毛还用于外伤出血,有止血作用。

【用量用法】10~15 g。

【注意事项】肾虚有热者忌用。

补骨脂

【性味归经】辛,苦,大温。归肾、脾经。

【主要功效】补肾助阳,强筋壮骨,温脾止泻。

【临床应用】(1)用于治骨伤患者因肾阳虚损所致阳痿、遗精、小便频数、遗尿等症。常

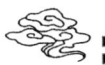

与菟丝子、胡桃仁、杜仲、枸杞子等配伍,内服。

【用量用法】5~10 g。

【注意事项】阴虚火旺及大便秘结者忌服。

五加皮

【性味归经】辛,温。归肝、肾经。

【主要功效】祛风湿,壮筋骨,活血祛瘀。

【临床应用】(1)用于治风寒湿痹、腰膝疼痛、筋骨痿软、关节拘挛以及跌打损伤日久、因感受风寒所致疼痛、功能障碍等症。有祛湿、强筋骨、止痹痛的作用。可与秦艽、羌活、威灵仙、牛膝、续断、海桐皮配伍,内服或外用。

(2)用于治因肝肾不足所致腰膝酸痛、下肢萎弱等症。有温补肝肾、强筋健骨的作用。常与牛膝、木瓜、虎骨(可用牛骨代替)、龟板、续断等配伍,内服。

(3)用于治下肢骨质肿胀日久不消、水肿、小便不利等症。有温肾化湿、利水消肿的作用。治下肢骨折肿胀日久不消,可与红花、牛膝、茯苓皮、大腹皮、木瓜等配伍,内服;治水肿小便不利,可与生姜皮、大腹皮、地骨皮,茯苓等配伍。

【用量用法】5~10 g。外用适量。

桑寄生

【性味归经】苦,平。归肝、肾经。

【主要功效】补肝肾,强筋骨,祛风湿。

【临床应用】用于治风湿痹痛、腰膝酸痛等症。能祛风湿、舒筋络,治疗风湿痹痛效果较好。本品尤长于补肝肾、强筋,故治疗肝肾亏虚所致的腰膝酸痛尤为适宜。常与独活、牛膝、杜仲、当归等配伍。

【用量用法】10~20 g。

巴戟天

【性味归经】辛,甘,微温。归肾、肝肾。

【主要功效】补肾阳,强筋骨,祛风湿。

【临床应用】(1)用于治骨伤患者兼有肾虚遗精、腰膝酸痛、尿频遗尿等症。常与肉苁蓉、菟丝子、续断、杜仲等配伍,内服。

(2)用于治骨伤患者因肝肾不足所致筋骨痿软,步履艰难或风湿疼痛等症。常与肉苁蓉、萆薢、狗脊、淫羊藿、当归等配伍,内服。

【用量用法】10~15 g。

【注意事项】阴虚火旺或有湿热者均不宜服。

杜　仲

【性味归经】甘,温。归肝、肾经。

【主要功效】补肝肾,强筋。

【临床应用】用于治骨伤患者中后期因肝肾虚弱所致腰膝酸痛、下肢痿软及骨痂生长缓慢等症。能补肝肾、强筋骨,是治疗肾虚腰痛、腰肌劳损、下肢痿软和因肝肾亏损所致骨痂生长缓慢的要药。常与续断、补骨脂、熟地黄、胡桃肉等配伍,内服。

【用量用法】10~15 g。炒用疗效更佳。

【注意事项】阴虚火旺者慎用。

注:龟板是重要的强筋壮骨药,因其补肾壮骨,故列入补益药中叙述。虎骨、豹骨亦为重要的强筋壮骨药,因系保护动物,临床已禁止使用,可用牛骨代替。

(蓝肇熙)

第七章　祛风寒湿药

凡能祛风除湿散寒,解除风寒湿痹的药物,称为祛风寒湿药。

这类药物除具有祛风散寒除湿的作用外,有的还兼有活血、止痛、舒筋通络的作用。临床上,本类药物主要用治风寒湿三气杂至而闭阻经络,导致气血运行不畅所发生的以腰膝疼痛、肢节酸楚、麻木不仁、筋脉拘急、关节屈伸不利为主要临床性的痹症。

损伤中后期,由于气血亏损,局部或全身抵抗力下降,风寒湿三气易乘虚入侵而致各种痹症,从而影响损伤愈合和机体的功能恢复。祛风寒湿药也适用这种病症的治疗。

应用本类药物,应根据不同证候、病程和病位,作适当选择和配伍。治风气偏盛的行痹,应选用祛风为主的药物,并适当配伍活血药。治以关节红肿热痛为特点的热痹,除运用祛风湿药外,应配伍清热之品。对于跌打损伤而兼感风寒湿邪的病人,治疗时除应当首先选用既能祛风湿又能强筋骨的药物外,还应适当加入行气活血、补益气血或补益肝肾的药物,以达扶正祛邪的目的。

为助长药物效能和使用方便,伤科临床上,常将本类药物制成酒剂和丸剂使用。

这类部分药物辛温香燥,故阴虚、血亏者应慎用。

第一节　祛寒药

麻　黄

【性味归经】辛,微苦,温。归肺、膀胱经。

【主要功效】发汗解表,宣肺平喘,利水。

【临床应用】(1)用于治跌打损伤患者外感风寒所致恶寒发热、头痛鼻塞、无汗、脉浮等症。能开腠发汗,解除在表之寒。常与桂枝配伍,内服。

(2)用于治跌打损伤患者外感风寒、肺气壅闭之咳喘症,常与杏仁、甘草配伍,内服;治肺热咳喘,常与石膏配伍,内服;若内有寒饮者,可与细辛、干姜、半夏等配伍,内服。

(3)用于治跌打损伤兼风湿痹痛之症。常与其他除风寒湿药物配伍,内服或外用。

(4)还用于治阴疽痰核等症。常与熟地黄、鹿角胶、肉桂、白芥子等配伍,内服。是治疗骨结核的辅助药物。

【用量用法】1.5～10 g。内服宜先煎。解表及外敷生用,平喘炙用。

【注意事项】发汗力强,故表虚自汗、阴虚盗汗、肾不纳气之喘咳、损伤较重或大出血者忌服。

桂 枝

【性味归经】辛,甘,温。归心、肺、膀胱经。

【主要功效】温经通络,发汗解表,通阳化气。

【临床应用】(1)用于治跌打损伤患者外感风寒之表证。其发汗作用,较麻黄为缓。治外感风寒、发热、无汗、头痛、脉浮等表现实证,常与芍药配伍,内服;治外感风寒有汗的表虚证,常与芍药配伍,内服。

(2)用于治跌打损伤兼风寒湿痹、邪阻经络所致肢体关节疼痛,常与防风、附子等配伍,内服。

(3)治跌打损伤患者血虚心悸、脉结代,常与炙甘草、党参、阿胶配伍,内服。

(4)治跌打损伤患者因阳气不行所致肿胀不消或水湿停滞、水肿,常与猪苓、茯苓、白术等配伍,内服。

【用量用法】3～10 g。用于风湿关节痹痛,剂量为9～15 g。

【注意事项】温热病及阴虚火旺、血热妄行等症忌用。孕妇及月经过多者慎用。

细 辛

【性味归经】辛,温。归心、肺、肾、肝、膀胱经。

【主要功效】散寒解表,祛风除湿,暖筋骨止痛。

【临床应用】(1)用于治跌打损伤后期肌肉萎缩、关节冷痛。常与陈艾、松节、川芎、羌活、威灵仙、官桂、五灵脂等配伍,内服或外用。病在上肢者,加桂枝;病在下肢者,加牛膝。

(2)用于治风寒湿痹、肢节肿痛、鹤膝风。常与乌头、桑寄生、松节、天南星、苍术、白术、萆薢配伍,外用。

(3)用于治跌打损伤外感风寒或风湿所致的头痛、牙痛、身痛等。常与羌活、防风、白芷等配伍,内服。

此外,还用治肺寒咳嗽、痰液清稀。常与干姜、半夏、五味子配伍,有温肺化痰的作用。

【用量用法】1～3 g。外用适量。

【注意事项】气虚多汗,阴虚阳亢者忌用;反藜芦。

丁 香

【性味归经】辛,温。归脾、胃、肾经。

【主要功效】温中降逆,温肾助阳。

【临床应用】(1)用于治胃寒呕吐、呃逆以及少食、腹泻等症。治胃寒呃逆,常与人参、生姜同用;治胃寒呃逆,可与半夏同用;治脾胃虚寒吐泻食少,可与砂仁、白术同用。

(2)配官桂、麻黄、细辛、苍术、陈艾,外敷主治寒湿腰痛、不能辗转之症。

【用量用法】2～5 g。外用适量。

【注意事项】畏郁金。

砂 仁

【性味归经】辛,温。归脾、胃、肾经。

【主要功效】化湿醒脾,湿脾止泻,安胎。

【临床应用】(1)用于治跌打损伤患者之脾胃之滞,湿阻中焦所致的腹胀、少食、泄泻等症。常与陈皮、木香、枳壳、厚朴等配伍,内服。

(2)用于治跌、打损伤患者因湿滞脾胃所致脘闷哎恶之症。常与半夏、藿香等配伍,内服。此外,还用治妇女跌打损伤所致胎动不安之症,常与白术、紫苏梗等配伍,内服。

【用量用法】3～6 g。

【注意事项】多水煎内服,但不宜久煎。

白豆蔻

【性味归经】辛,温。归肺、脾、胃经。

【主要功效】化湿行气,温中止哎。

【临床应用】(1)用于治跌打损伤患者因湿阻中焦所致的胸脘痞满、不思饮食等症。常与砂仁、厚朴、陈皮等配伍,内服。

(2)用于治跌打损伤患者因脾胃虚寒所致反胃呕吐、胸腹满闷等症。常与砂仁、丁香、藿香、制半夏、陈皮等配伍。

【用量用法】3～10 g。

【注意事项】入散剂为宜,入汤剂宜后下,且不宜久煎。

肉 桂

【性味归经】辛,甘,大热。归肾、脾、心、肝经。

【主要功效】补命门之火,治痼冷沉寒。

【临床应用】(1)用于治骨伤患者中后期因肾阳不足所致的腰膝冷痛,早泄滑精等症。多与附子配伍,内服。

(2)用于治寒入肌肤、经络、筋骨所致瘀血凝滞疼痛等症。可与松节、细辛、丁香、威灵仙等配伍,内服或外用。

(3)用于治骨伤患者中后期因脾胃虚寒所致的脘腹疼痛,泄泻等症。常与干姜、党参、白术配伍,内服。

【用量用法】2～5 g。研末冲服,每次1～2 g,或入丸散;入汤剂应后下;外用适量。

【注意事项】阴虚火旺,里有实热,血热妄行者及孕妇忌用。

附 子

【性味归经】辛,甘,大热,有毒。归心、肾、脾经。

【主要功效】祛寒止痛,回阳救逆,温肾助阳。

【临床应用】(1)用于治风寒湿痹、周身骨节疼痛等症。常与桂枝、白术等配伍。

(2)用于治严重跌打损伤患者亡阳厥逆、脉微欲绝等症,有回阳救逆的功效,常与人参、干姜、炙甘草配伍;治损伤大出血后引起的手足厥冷、汗出脉微,可与人参、龙骨、牡蛎、麦门冬、五味子等配伍,内服,以回阳救阴。

(3)用于治骨伤患者中后期肾阳不足、脾阳不振所致诸证。治肾阳不足,命门火衰所致畏寒肢冷、阳痿、尿频等症,常与肉桂、熟地黄、山茱萸、菟丝子等配伍内服;治脾阳不振,阴寒内盛,脘腹冷痛,大便溏泄等症,可与人参、白术、干姜等配伍,内服;治脾肾阳虚、水气内停而见小便不利、肢体浮肿不消,常与白术、茯苓等配伍,内服。

【用量用法】3~15 g。入煎剂应先煎30~60 min。内服须经炮制。

【注意事项】孕妇忌服。

干　姜

【性味归经】辛,热。归心、肺、脾、胃经。

【主要功效】温中回阳,温肺化软。

【临床应用】(1)用于治骨伤患者中后期脾胃虚寒、呕吐泄泻、脘腹冷痛及阴寒内盛、四肢厥冷、脉搏沉弱等症。常与党参、白术、炙甘草等配伍,内服。

(2)用治肺寒咳嗽、痰多清稀之症。常与细辛、五味子配伍,内服。

【用量用法】3~10 g。

【注意事项】孕妇忌用。

第二节　祛风湿药

羌　活

【性味归经】辛,苦,温,气香烈。归膀胱、肾经。

【主要功效】祛风湿,暖筋骨,散寒解表,止痛。

【临床应用】(1)用于治跌打损伤、风寒湿痹所致肢节疼痛、肩背酸痛等症。常与防风、秦艽、威灵仙、独活等配伍,内服或外用。用于治风寒头痛,常与川芎、细辛配伍。

(2)用于治跌打损伤患者外感风寒、恶寒发热等症。常与防风、白芷、苍术等配伍。

【用量用法】3~10 g。

【注意事项】血虚痹痛、阴虚头痛、大出血、脱水者慎用。

独　活

【性味归经】辛,苦,微温。归肝、肾、膀胱经。

【主要功效】祛风胜湿,散寒止痛,解表。

【临床应用】(1)用于治风湿湿痹痛、寒湿腰痛,有除湿止痛之效。治风痹,可与防风、附子、羌活等配伍;治寒湿腰痛,可与苍术、防风、细辛、川芎、甘草等配伍,内服;治风伤肾经、腰痛如掣下至脚膝、偏枯发冷及鹤膝风等症,可与桑寄生、杜仲、细辛、白芍、防风等配伍,内服。

(2)用于治跌打损伤患者兼外感风寒挟湿之症,如恶寒发热,头痛,身重,关节酸痛等。常与羌活、柴胡、前胡、川芎等配伍,内服。

(3)用于治各关节伤后经常酸痛、不能着力,尤以天气变化更甚。可与羌活、檀香、松节、紫荆皮、官桂等配伍,外敷。

【用量用法】3~10 g。外用适量。

【注意事项】阴虚有热或血虚痹症均忌服。

【现代研究】独活煎剂或流浸膏对实验动物有抗关节炎、镇痛的作用。

威灵仙

【性味归经】辛,温。归膀胱经。

【主要功效】祛风除湿,通络止痛。

【临床应用】(1)用于治风湿痹痛、筋骨酸痛、脚气疼痛等症,有较好的祛风除湿、通络止痛的作用,是治疗风湿痹痛的常用药物。治风湿所致肢体疼痛、脚气疼痛,常与羌活、独活、牛膝、秦艽等配伍;治风湿腰痛,可与当归、桂心等配伍;治风湿关节痛,可与秦艽、松节、当归、川芎、白芍、天南星等配伍,外敷或泡酒外擦。

(2)用于治跌打损伤中后期局部疼痛、关节不利,可与羌活、红花、赤芍、独活等配伍。

此外,治诸骨鲠喉,取本品 15~30 g,与砂糖、酒、醋同煎(水煎亦可),徐徐咽下,效果良好。

【用量用法】5~10 g。

【注意事项】体虚者慎用。

【现代研究】临床研究证实,威灵仙注射液治疗肥大型脊柱炎效果良好。

防 己

【性味归经】苦,辛,寒。归膀胱、肾、脾经。

【主要功效】除风湿,止痛,利水,消肿。

【临床应用】(1)用于治风湿痹痛,湿热所致关节胀痛,肢体肿胀等症。治湿热肿痛,可与薏苡仁、滑石、蚕砂等配伍,内服或外用;治风寒湿痹之关节疼痛,可与附子、桂心、生姜等配伍。

(2)用于治伤后水肿疼痛、酸胀无力。可与半夏、泽兰、羌活、川芎、黄芪、木香等配伍,外用。亦可与茯苓、木通、独活等配伍,水煎熏洗患部。

(3)用于治跌打损伤患者兼有水肿、小便不利之症,可与茯苓、桑白皮、冬瓜皮等配伍,但应分清虚实而随证加减。

【用量用法】5~10 g。外用适量。

【注意事项】苦寒,不宜大量使用,以免损伤胃气。

秦 艽

【性味归经】苦,辛,微寒。归胃、肝胆经。

【主要功效】祛风湿,退虚热,舒筋络。

【临床应用】(1)用于治风湿痹痛、肢节酸痛、经脉挛急不遂,无论风、寒、湿痹皆可用之。常与独活、桑寄生、防风等配伍。

(2)用于治虚劳发热、骨蒸潮热、肌肉消瘦、颊赤盗汗等症。常与知母、地骨皮、鳖甲等配伍。

(3)用于治跌打损伤日久、体弱无力、筋骨疼痛。可与五加皮、续断、五味子、山茱萸、茯神、千年健、当归、黄芪等配伍,内服。

【用量用法】5～10 g。

【注意事项】脾胃虚寒、大便泄泻者忌服。

【现代研究】秦艽碱甲有抗炎作用,对人工关节炎,可加速肿胀消退。其原理是通过神经体液系统间接影响脑垂体,促使肾上腺皮质功能增强,皮质激素分泌增加。

防 风

【性味归经】辛,甘,微温。归膀胱、肝、脾经。

【主要功效】祛风解表,除湿解痉。

【临床应用】(1)用于治跌打损伤兼风寒湿痹、关节冷痛、肢节酸楚等症。既能祛风散寒,又能除湿止痛。常与白芷、羌活、当归尾等配伍,内服或外用。

(2)用于治皮肤病、过敏性皮炎。常与苦参、紫草、地肤子配伍,水煎冲洗或内服,以祛风、除湿、止痒。

(3)用于治跌打损伤患者兼外感恶寒发热、头痛、身痛等。常与荆芥、羌活等配伍,内服。若合并外感风热,常与荆芥、薄荷、连翘等配伍,内服。

此外,还可作治破伤风的辅助药物,取其祛风解痉之效。常与天南星、白附子、白芷、天麻等配伍。

【用量用法】3～10 g。入煎剂、酒剂或丸散用。

【注意事项】血虚发痉、大出血及阴虚火旺者慎服或忌服。

豨莶草

【性味归经】辛,苦,微寒。归肝、肾、心经。

【主要功效】祛风湿,通经络,利关节,降血压。

【临床应用】(1)用治风、寒、湿、痹所致脉搏凝涩,肢体麻木,腰膝酸痛,筋骨疼痛,痿软无力等症,有祛风湿通经络,强壮筋骨的作用。可单用本品,亦可与臭梧桐配伍,还可与石楠藤、杜仲、牛膝、老鹤草、秦艽、苍术、五加皮等配伍,内服。

(2)用于治痈疮肿毒、风疹、湿疹、药物疹、湿热黄疸等症,有清热、解毒、除湿的作用。治疮痈,可与野菊花、蒲公英、芙蓉叶等配伍,外用;治风疹、湿疹、药物疹,可与千里光、虎杖、黄柏、紫草等配伍,煎水洗;治湿热黄疸,可与栀子、车前草、茵陈蒿等配伍,内服。

此外,还用于治高血压、神经衰弱失眠等症,有降压和镇静安神的作用。

【用量用法】10～15 g。

臭梧桐

【性味归经】辛,苦,甘;凉。归肝经。

【主要功效】祛风湿。

【临床应用】用治风湿痹痛、经络不通、肢体麻木、足软疼痛、步履困难等症。有祛风湿、通经络、止痛的作用。可单用本品煎服,亦可与豨莶草配伍。

【用量用法】5～10 g。

木　瓜

【性味归经】酸,温。归肝、脾经。

【主要功效】舒筋活络,和胃化湿。

【临床应用】(1)用于治风湿痹痛、腰膝痿软无力、关节伸屈不利、脚气肿痛等症,可与虎骨配伍。治寒湿脚气肿痛,常与吴茱萸、槟榔、生姜等配伍。治湿脚气,可与黄柏、萆薢等配伍。

(2)用于治腰膝酸痛、沉重无力,可与续断、杜仲、萆薢、狗脊、牛膝等配伍。

(3)用于治因感受暑湿和湿困脾胃所致吐泻、腹痛,甚而小腿转筋等症。常与藿香、厚朴、半夏、紫苏、吴茱萸等配伍,水煎熏洗。

【用量用法】6~12 g。煎汤或入丸散。

【现代研究】木瓜煎剂对动物蛋白性关节炎有明显抗炎消肿作用。

络石藤

【性味归经】苦,微寒。归心、肝经。

【主要功效】祛风通络,凉血消痈。

【临床应用】(1)用于治风湿痹痛、关节拘挛、跌打损伤肿胀疼痛(对兼有热证者更宜)。可单用本品水煎服,亦可与木瓜、薏苡仁、海风藤、独活、秦艽、红花、当归、赤芍、五加皮等配伍。

(2)用于治血虚痈肿、喉闭肿塞等症,有凉血消肿的作用。可与皂角刺、乳香、瓜蒌等配伍。

【用量用法】6~15 g。

石楠藤

【性味归经】辛,微温。归肝、肾经。

【主要功效】祛风湿,通经络,壮筋骨。

【临床应用】用于治风湿痹痛、腰膝软弱无力、筋骨酸痛(尤以偏寒者更宜)。治风湿痹痛,可与五加皮、海桐皮、防风、海风藤、羌活等配伍;治风湿腰痛,可与牛膝、杜仲、狗脊、当归等配伍。

【用量用法】10~15 g。

桑　枝

【性味归经】苦,平。归肝经。

【主要功效】祛风湿,通经络,利关节,行水气。

【临床应用】用于治风湿痛、四肢拘挛、关节不利、筋骨酸痛等症(尤以热痹和上肢痹痛更宜)。可单用本品,亦可与防己、川芎、当归、丝瓜络、威灵仙、海桐皮等配伍,内服。

此外,还可用于治脚气水肿、高血压、紫癜风等。

【用量用法】10~15 g。单用 30~60 g。

白花蛇

【性味归经】甘,咸,温,有毒。归肝经。

【主要功效】祛风通络,定惊。

【临床应用】(1)用于治风湿顽痹、肢体麻木、筋脉拘急等症。其舒筋通络之力颇强。可与豨莶草、独活、威灵仙、羌活、秦艽、防风等配伍,内服。

(2)用于治痉挛抽搐、惊厥,中风口眼喎斜、半身不遂、角弓反张等症,有搜风定惊止痉的作用,对前者,可与全蝎、天麻、当归、芍药等配伍;对后者,可与乌梢蛇、蜈蚣等配伍。

此外,还用于治皮肤顽癣、瘰疬、痈疽恶疮、疥癞等症。有祛风攻毒之效。常与雄黄、生大黄、乌梢蛇等配伍。

【用量用法】3～10 g。研末服1～1.5 g。

【注意事项】血虚生风者不宜单用。

海桐皮

【性味归经】苦,辛,平。归肝经。

【主要功效】祛风除湿,通络止痛。

【临床应用】(1)用于治跌打损伤所致关节肿痛、肌肉挛缩、伸屈不利、功能障碍。可与伸筋草、透骨草、羌活、防风、五加皮、川芎、续断等配伍,外敷或煎水熏洗。

(2)用于治风湿痹痛、四肢拘挛、腰膝疼痛等症。可与牛膝、薏苡仁、羌活、五加皮等配伍,泡酒服。如系风寒所致气血凝滞、经络不通之肩臂疼痛及腰痛,可与白术、当归、赤芍等配伍。

此外,治疥癣,有杀虫止痒的作用,常与蛇床子、土槿皮、大黄等配伍,泡酒,外搽。

【用量用法】6～12 g。外用适量。

海风藤

【性味归经】辛,苦,微温。归肝经。

【主要功效】祛风湿,通经络。

【临床应用】(1)用于治风寒痹所致腰膝疼痛、关节不利、筋脉拘挛、麻木不仁等症,有祛风湿、通经络的作用。常与威灵仙、秦艽、川芎等配伍,内服。

(2)用于治跌打损伤、局部疼痛发凉。可与三七、山沉香、红牛膝、土鳖虫等配伍,泡酒,内服或外用。

【用量用法】5～10 g。

松 节

【性味归经】苦,温。归肝经。

【主要功效】祛风燥湿,舒筋通络,止痛。

【临床应用】用于治跌打损伤中后期关节疼痛、伸屈不利、筋骨拘挛等症。可单用本品,亦可与苍术、牛膝、伸筋草、木瓜、羌活、独活、威灵仙、防风、当归等配伍,内服或外用。

此外,还用于治脚转筋痛(肌肉痉挛)、龋齿牙痛、阴寒腹痛等症。

【用量用法】10～15 g。

千年健

【性味归经】苦,辛。归肝、肾经。

【主要功效】祛风湿,壮筋骨,消肿止痛。

【临床应用】(1)用于治风寒湿痹、筋骨萎软、拘挛疼痛麻木,有祛风湿,强筋骨的作用。可与石楠藤、络石藤、五加皮、鸡血藤、羌活、海桐皮等配伍,内服。

(2)用于治跌打肿痛、关节伸屈不利,有止痛、消肿的作用。可与海桐皮、红花、独活、当归、续断、牛膝等配伍,内服或外用。

【用量用法】5～10 g。煎服或浸酒服。

【注意事项】阴虚内热者慎服。

钻地风

【性味归经】苦,平。归肝经。

【主要功效】祛风湿,通络经,活血止痛。

【临床应用】(1)用于治风湿痹痛、肢体麻木、筋骨拘挛等症,有祛风湿、通经络、止痛的作用。可单用本品,亦可与威灵仙、川芎、桑枝等配伍,内服或外用。

(2)用于治跌打损伤、肿胀疼痛等症。可与桃仁、红花、川芎、血通、白芷等配伍,内服或外用。

【用量用法】10～15 g。外用适量。

伸筋骨

【性味归经】苦,辛,温。归肝经。

【主要功效】祛风除湿,舒筋活络。

【临床应用】(1)用于治风湿痹痛、筋脉拘急,有祛风湿、舒筋活络的作用。可与桑枝,威灵仙、五加皮、千年健等配伍,内服或外用。

(2)用于治跌打损伤后期筋脉挛急、关节伸屈不利等症,能舒筋活络,通利关节。可与红花、当归、鸡血藤、海桐皮、威灵仙、羌活、独活等配伍,内服或外用。

此外,还可用治脚转筋,多与木瓜等配伍。

【用量用法】5～10 g。外用适量。

白 芷

【性味归经】苦,温。归肺、胃经。

【主要功效】祛风解表,止痛,消肿排脓,燥湿。

【临床应用】(1)用于治跌打损伤患者外感风寒、头痛、鼻塞等症。治头痛,常与羌活、细辛配伍,内服;治鼻塞,常与苍耳子、辛夷花等配伍,内服;治风火牙龈肿痛,常与荆芥、连翘、石膏等配伍,内服。

(2)用于治跌打损伤初期局部红肿烧痛。常与黄柏、延胡索、大黄、木通、血竭、红花等配伍,外用,有退烧消肿、止痛的作用。

（3）配海桐皮、萆薢、木香、牛膝、藁本、川芎、当归、桑枝、秦艽等,可治年久风湿肩背痛;配防风、官桂、羌活、独活,外敷可治新旧损伤后的疼痛。

（4）用于治疮痈肿痛,初起能消散,溃后能排脓。疮痈初起,可与蒲公英、瓜蒌等配伍,内服或外用;脓成不溃者,可与金银花、天花粉、穿山甲、皂角刺等配伍,内服或外用。

（5）用于治妇女寒湿白带,常与海螵蛸、白术、茯苓等配伍,内服。如属湿热带下,可与黄柏、椿根皮配伍,以清热燥湿。

此外,还可用于治风湿瘙痒以及药物或其他原因所致的皮疹。常与黄柏、苍术、地肤子等配伍,内服或外用。

【用量用法】3~10 g。外用适量。

苍 术

【性味归经】辛,苦,温。归脾、胃经。

【主要功效】燥湿健脾,祛风除湿。

【临床应用】（1）用于治跌打损伤患者因湿困脾胃、运化失司所引起的食欲不振、胸闷呕恶、腹胀泄泻、苔白腻浊等症。常与厚朴、陈皮等配伍,内服。

（2）用于治风寒湿痹所致肢体关节疼痛（尤以湿邪偏重的痹证更宜）。常与独活、秦艽、羌活、官桂等配伍,内服或外用。

（3）用于治湿热下注所引起的脚膝红肿、疼痛、发烧等症。常与黄柏、牛膝等配伍,内服或外用。

【用量用法】5~10 g。外用适量。

川 乌

【性味归经】辛,苦,大热,有大毒。归心、肝、脾、肾经。

【主要功效】温经散寒,祛风除湿,通经络,利关节。

【临床应用】（1）用于治风寒湿痹,肢体麻木、疼痛等症。治远节关节疼痛,昼重夜冷,常与草乌、威灵仙、羌活、独活、当归、黄芪、桂枝、萆薢、白术、续断等配伍,外敷;治远年风湿痹症、关节肌肉胀痛、手足麻木,常与制首乌、秦艽、防风、细辛、附子、当归、白芍、川芎、桂心、茯苓、桑寄生、木瓜、荆芥皮配伍,泡酒,内服或外用;治风寒湿痹、肌肉神经痛、肩臂痛,常与胆南星、乳香、没药、制草乌配伍,内服。

（2）用于治跌打损伤中后期兼外感风寒湿痹、胀痛、冷痛、关节肿胀疼痛、活动不利等症。可与制草乌、官桂、麻黄、当归、甘草等配伍,内服或外用。

【用量用法】3~9 g。外用适量。若作散剂或酒剂,宜用1~2 g。

【注意事项】孕妇忌服。避免与半夏、瓜蒌、白芨、白蔹、贝母等配伍。内服用制川乌。宜久煎,且用量不宜过大,也不宜久服。生川乌只供外用,但皮肤破损者忌用。

附:草乌

本品性味功用与川乌同,而毒性更强,临床上,常与川乌相须为用。用量用法,注意事项均与川乌相同

（蓝肇熙）

第八章　利水渗湿药

凡能通利水道、渗泄水湿的药物称为利水渗湿药。

除湿利水药在伤科中多用于治跌打损伤所致渗出性水肿、湿痹关节痛以及脾失运化所致的肢体肿胀、小便不利等时,须根据病情,适当配伍。治损伤所致关节渗出性水肿,常与活血化瘀药配伍。治寒湿痹痛,常与温经散寒药配伍。治湿热痹痛,常与清热除湿药配伍,治伤后因脾失运化所致肢体肿胀、小便不利,应与健脾利湿和提升的药物配伍。若脾虚水肿,应以健脾为方。兼有肾阳虚衰,还须温补肾阳。临证时,既要注重局部,又要兼顾全身,既治标,又治本,内服外用可酌情施治,方能取得良好效果。

此外,除湿利水药还用治水肿、淋浊、黄疸、湿温、腹泻、痰饮、疮疹等。

因这类药物性味大都甘淡平咸或微寒,有通利导下的作用,故对阴亏、津少、滑精、遗精无湿热者不宜用(外用不在此列)。

茯　苓

【性味归经】甘,淡,平。归心、脾、肾经。

【主要功效】除湿利水,健脾补中。

【临床应用】(1)用于治跌打损伤因脾胃虚弱、水湿停滞所致小便不利、水肿胀满等。常与猪苓、泽泻等配伍,内服。

(2)用于治跌打损伤患者因脾胃虚弱引起的食欲不振、上腹胀满、泄泻等症。常与党参、白术、甘草配伍。

(3)用于治关节湿热水肿。常与木通、苍术、土茯苓、黄柏等配伍,外用。

【用量用法】10～15 g。外用适量。

【现代研究】茯苓有缓慢而持久的利尿作用,能促进钠、氯、钾等电解质的排出。

猪　苓

【性味归经】甘,淡,平。归肾、膀胱经。

【主要功效】利水渗湿。

【临床应用】(1)用于治跌打损伤湿热红肿、关节肌肉浮肿等。常与黄柏、苍术等配伍,内服或外用。

(2)用于治跌打损伤患者水湿停滞、脘腹闷胀、小便不利、水肿等症。常与白术、苍术、茯苓、陈皮、厚朴、砂仁等配伍。

(3)用于治脾虚水肿,常与茯苓、泽泻、白术等配伍;治阴虚小便不利、水肿,常与阿胶、茯苓、滑石等配伍。

此外,还用于治黄疸水肿、小便不利。常与栀子、茵陈蒿、车前子、黄柏、大黄等配伍。

【用量用法】5～10 g。外用适量。

【现代研究】小煎剂有较强的利尿作用,其利尿机制主要是抑制肾小管对水及电解质特别是钾、钠、氯的重吸收所致。

泽　泻

【性味归经】甘、淡，平。归肾、膀胱经。

【主要功效】利水，渗湿，泄热。

【临床应用】(1)用于治跌打损伤关节、肌肉肿胀。常与木通、桑枝、茯苓、防己、牡丹皮、川红花、五灵脂等配伍，外用。

(2)用于治骨折后因肾阴不足、虚火亢盛所致肿胀、骨痂生长缓慢。常与熟地黄、牡丹皮等配伍，内服。

(3)用于治水湿停滞、小便不利、水肿等症。常与茯苓、猪苓等配伍。

【用量用法】5～10 g。外用适量。

【现代研究】有显著的利尿作用，能增加尿量、尿素与氯化物的排泄。

薏苡仁

【性味归经】甘、淡，微寒。归脾、胃、肺经。

【主要功效】利水渗湿、祛风湿、清热排脓，健脾止泻。

【临床应用】(1)用于治风湿痹痛、筋脉拘挛等症。能渗湿除痹，缓解拘挛。治风湿痹痛、肢体痿痹、腰脊酸痛，可与桑寄生、当归、续断、苍术等配伍，内服；治风湿身痛，日渐加剧或伤遇寒者，可与麻黄竺配伍；治风湿痹痛、肢气或手足拘挛，可与粳米煮粥常服。

(2)用于治湿热脚气、水肿、小便不利等症。可与滑石、茯苓、冬瓜皮等配伍。

(3)用于治肺痈，肠痈等症。有清热、排脓、利湿的作用。治疗肺痈发热咳嗽、痰多带血而腥臭，常与苇茎、冬瓜仁等配伍，内服；治肠痈，常与附子、败酱配伍。

(4)用于治脾虚有湿而引起的泄泻，有健脾渗湿止泻的作用。常以炒薏苡仁、白术、山药等配伍。

【用量用法】10～30 g。

木　通

【性味归经】苦、寒。归心、小肠、膀胱经。

【主要功效】清热利水，下乳通经。

【临床应用】(1)用于治跌打损伤肿胀疼痛、皮肤发热、关节积水等症。常与黄柏、延胡索、泽泻、蒲黄、白芷等配伍，内服或外用。

(2)用于治湿热痹痛、关节不利。常与银花藤、海桐皮、桑枝等配伍，内服或外用；治脚气肿满，可与猪苓、赤茯苓、紫苏、槟榔等配伍。

(3)用于治心火上炎、口舌生疮、小便短赤、湿热淋症。常与生地黄、淡竹叶、甘草等配伍，内服。

此外，还用于治乳汁不通、血瘀经闭等症。

【用量用法】3～9 g。外用适量。

附:血木通

血木通又称血通,色赤者为佳。其性味归经,与木通相同。血通因色赤而入血分,主通血脉,利关节。伤科常用于消散瘀肿。

萆薢

【性味归经】苦、平、微寒。归肝、胃、膀胱经。

【主要功效】祛风除湿,分清浊,强筋骨。

【临床应用】(1)用于治风湿痹痛、关节不利、腰膝酸痛等症。能祛风除湿,舒筋通络。治寒湿痹痛,可与附子等配伍,内服;治湿热,可与桑枝、秦艽、薏苡仁等配伍。

(2)用于治关节伤后长期肿胀、软弱无力,可与土鳖虫、海桐皮、当归、川芎、黄芪等配伍,内服或外用,有补气血,通关节,续筋,强筋的作用。

(3)用于治骨膜增生,局部肿胀发热疼痛。可与地龙、乳香、土鳖虫、骨碎补、苍术、黄柏等配伍,外用。

此外,还用治下焦湿浊郁滞所致小便混浊、淋沥及妇女白带等症。常与茯苓、石菖蒲等配伍。

【用量用法】10~15 g。外用适量。

地肤子

【性味归经】苦,寒。归膀胱经。

【主要功效】清热除湿,利水止痒。

【临床应用】(1)用于治风湿热引起的皮肤湿疮、周身瘙痒和外敷中药过敏所引起的皮肤痒疹,红肿疼痛等症。常与黄柏、白鲜皮、苦参、滑石、生地黄等配伍,内服。亦可与明矾、苦参、蛇床子、土茯苓等配伍,煎水洗浴。如皮肤因接触药物过敏而引起皮疹水泡,可与黄柏、冰片配伍,研末撒布患处。

(2)用于治跌打损伤患者膀胱湿热所致小便不利、淋漓涩痛症。常与猪苓、通草、瞿麦、车前子等配伍,内服。

【用量用法】10~15 g。外用适量。

(蓝肇熙)

第九章　补益药

凡能补充人体物质、增强机能,以提高人体抗病能力、消除虚弱证候、加速疾病痊愈和损伤修复的药物,称为补益药,亦称补虚药或补养药。

所谓虚证,概括起来不外乎气虚、阳虚、血虚、阴虚4种类型。在人体的生命活动过程中,气血阴阳是相互依存、相互联系的,所以在虚损不足的情况下,也常相互影响。临床上,有相对单纯的气虚、血虚、阴虚、阳虚证,而在更多情况下,往往是两种或两种以上同时亏损,如阳虚兼气虚、阴虚兼血虚、气血两虚、气阴两虚、阴阳俱虚等等。对补益药,必须根据病机特点,合理掌握使用。气虚则用补气药,阳虚则用补阳药,血虚证用补血药,阴虚证用补阴药。气血两亏或阴阳俱虚,则采用气血双补或阴阳兼顾之法治疗。

骨伤患者,因为损伤亦常导致机体气、血、阴(整体阴液及肝肾阴精)、阳(多为肾阳)受损,主要表现为损伤中后期气血两亏、肝肾虚损、津液不足所致的各种证候,对损伤重、病程长以及老年体虚患者而言,除具有上述全身性的证候外,局部常有创伤愈合缓慢、功能恢复能力不良的状况。在辨证施治的基础上,应注意选项适当的补益药,使患者机体内耗损的基础物质得到及时补充,从而加快损伤愈合,促进功能恢复。使用补益药时注意以下几点:

(1)本类药物一般只用于虚损之证或虚实掺杂证而以虚为主者。若邪气盛实(如损伤初期瘀血阻滞严重),则不宜使用,因其能"闭门留寇"而加重病情。

(2)本补益药不可滥用,若盲目使用,会导致机体阴阳失调、脏腑功能紊乱。

(3)在使用补益药时还应适当照顾脾胃,适当配伍健脾胃的药同用,以免妨碍消化吸收,影响疗效。

第一节 补气药

人 参

【性味归经】甘,微苦,微湿。归脾、肺、心经。

【主要功效】大补元气,补脾益肺,生津安神。

【临床应用】(1)用于治气息微弱、呼吸短促、四肢逆冷、大汗淋漓、脉搏微弱等气虚欲脱的重症。严重骨折和损伤的患者,因大出血而出现前述虚脱之症,可单用本品,以大补元气,强心救脱,若兼有亡阳之症,可与附子配伍,内服,能回阳救逆。

(2)用于治伤后体弱、食欲不振、精神不爽、失眠等症。可与五加皮、茯苓、当归、五味子、骨碎补等配伍,有提补元气,舒筋活血,强筋健骨的作用。亦可与三七、当归、黄芪、五味子、茯苓、白术等配伍,浸酒服。

此外,还可用于治肺气不足、气短喘促和消渴等症,有补肺气和养阴生津的作用。

【注意事项】热证忌用。反藜芦,畏五灵脂,恶皂荚,均忌同用。服人参不宜喝茶和吃萝卜,以免影响药疗。

【用量用法】5～10 g。宜文火另煎。将参汁兑入其他药汤内饮服,研末吞服,每次1～2 g,日服2～3次。如挽救虚脱,当用大剂量15～20 g,煎汁分数次灌服。

【现代研究】本品有抗休克作用,能减轻豚鼠血清诱发的过敏性休克,而延长其生存时间。对烫伤性休克小鼠,能明显地延迟其死亡时间。对失血性和窒息性重危状态中的狗,有促进恢复正常生命活动的作用。在动物大量失血而发生急性循环衰竭时,人参可使心跳幅度异常加大,心率显著增加。

黄 芪

【性味归经】甘,微苦。归脾、肺经。

【主要功效】补气升阳,固表止汗,托毒生肌,利水退肿。

【临床应用】(1)用于治跌打损伤患者因气血亏损所致脾胃虚弱、食欲不振、倦怠乏力、泄泻、气短等症。常与党参、升麻、白术、当归等配伍,内服。

(2)用于治骨和软组织陈旧性损伤和劳损、久治不愈合、反复肿痛、余热未尽、劳累后症状加重等症。可与当归、川芎、红花、续断、合欢皮等配伍,内服或外敷,有益气和血、舒筋通络及加速损伤愈合的作用。

(3)可用于气虚血滞导致的肢体麻木、关节痹痛等症。治肢体麻木,常与桂枝、白芍、生姜、大枣配伍;治肩臂风湿痹痛,常与羌活、防风、当归、姜黄等配伍。

此外,还用于治表虚自汗,常与浮小麦、牡蛎等配伍;治虚性水肿,常与白术,防己、炙甘草,茯苓等配伍;治气虚痈疽久不溃破或溃后久不愈合,常与党参、肉桂等配伍;治消渴症,常与山药、天花粉、麦门冬、生地黄、五味子等配伍。

【用量用法】10～15 g。大剂量可用 30～60 g。

【注意事项】本品补气升阳、易于助火,故阴虚阳亢、痈疽初期热邪盛者不宜用。

【现代研究】具有强壮作用。

白　术

【性味归经】苦,甘,温。归脾、胃经。

【主要功效】补脾益气,燥湿利水,固表止汗。

【临床应用】(1)用于治骨伤科患者因气血亏损而致的脾胃虚弱、食少胀满、倦怠乏力、泄泻等症,有补脾燥湿的作用。常与党参、甘草、茯苓、陈皮等配伍,内服。

(2)用于肌肉损伤(尤对腰肌损伤疗效较好)、肿胀疼痛、功能障碍以及伤后局部遭风寒湿侵袭所致寒湿疼痛等症。可与当归、白芷、上桂、乳香、甘草等配伍,内服。有消肿活血、除湿、镇痛的作用。

(3)用于治腰膝陈旧性损伤疼痛。可与牛膝、续断、狗脊、杜仲、五加皮等配伍,泡酒内服。

此外,还可治表虚自汗、水湿停滞、妊娠脚肿及胎动不安等症。

【用量用法】5～15 g。补气健脾宜炒用。

【注意事项】本品燥湿伤阴,故阴虚内热或津液亏耗者不宜服。

【现代研究】具有强壮作用,能促进小鼠体重增加、肌力增强。

山　药

【性味归经】甘,平。归肺、脾、肾经。

【主要功效】补脾胃,益肺肾。

【临床应用】(1)用于治骨折患者因肾气不足、梦遗滑精、骨痂生长缓慢及肿胀久不消退,有一定补肾固精作用。可与山茱萸、熟地黄、金樱子、茯苓、泽泻等配伍,以增强疗效。

(2)用于治脾胃虚弱、食少倦怠、便溏久泻及小儿营养不良等症。常与党参、白术、扁豆、莲子等配伍,内服。

此外,还用于治肺虚久咳、小便频数及消渴等症。肺虚久咳,可与沙参、麦门冬等配伍,内服;小便频数,可与益智仁、桑螵蛸等配伍;治消渴,可与生地黄、黄芪等配伍,内服。

【用量用法】煎服 10～30 g,大量 60～250 g。研末吞服,每次 6～10 g。

【注意事项】湿盛中满者忌用。

第二节 补血药

当 归

【性味归经】甘,辛,温。归心、肝、脾经。

【主要功效】补血活血,调经止痛,润肠通便。

【临床应用】(1)用于治损伤失血和其他原因所致血虚症及各种贫血症,常与熟地黄、白芍、川芎等配伍,内服;治血虚兼气虚之症,可与黄芪、党参等配伍。

(2)用于治跌打损伤瘀滞疼痛、风湿痹痛、经络不通等瘀之症,有活血、祛瘀、止痛之效。治损伤瘀痛,可与红花、桃仁、川芎等配伍,内服;治风湿痹痛,可与羌活、独活、防风、秦艽等配伍,内服或外用;治经络不通、筋骨酸痛,可与桂枝、白芍、鸡血藤等配伍。

(3)用于治月经不调、经闭、经痛、月经量少、经期延长等症。治月经不调,可与熟地黄、黄芩、川芎配伍,内服;治痛经,可与香附、延胡索等配伍;治经闭,可与桃仁、红花等配伍;治崩漏,可与阿胶、熟地黄、艾叶等配伍。

此外,还用于治年老体弱、久病患者因血虚肠燥便秘。可与火麻仁、肉苁蓉等配伍。

【用量用法】5～15 g。补血用当归身,破血用当归尾。补血活血用全当归。

【注意事项】湿盛中满,大便泄泻者忌服。

【现代研究】(1)采用当归液穴位注射,治疗腰肌劳损、肌肉风湿、四肢关节损伤、关节炎及各种神经痛,有较好效果。

(2)当归穴位注射,具有松弛肌肉、降低软组织的炎症性反应及改善末梢神经和血管功能等作用。

熟地黄

【性味归经】甘,微温。归肝、肾经。

【主要功效】补血滋阴,补精益髓。

【临床应用】(1)用于治损伤失血和其他原因所致各种血虚证,为补血要药。常与当归、川芎、白芍等配伍,内服。

(2)用于治肝肾阴虚、骨蒸潮热、目昏耳鸣、盗汗、遗精及消渴等症。治肝肾不足,常与山茱萸、山药、牡丹皮等配伍;治阴虚火旺,骨蒸潮热等症,常与知母、龟板、黄柏、白芍等配伍,内服。

【用量用法】10～30 g。宜与健脾药如陈皮、砂仁同用。

【注意事项】脾胃虚弱,气滞痰多,腹满便溏者忌用。

【现代研究】地黄酒浸剂对大鼠甲醛性关节炎有明显抑制作用。对巴豆油引起的炎性肉芽肿,熟地黄有显著抗增生、渗出的作用。

何首乌

【性味归经】甘,苦,涩,微温。归肝、肾经。

【主要功效】补肝肾,益精血,通便,解毒。

【临床应用】(1)用于治跌打损伤患者因肝肾两虚、精血亏损所致腰膝痿软、头昏、眼花、失眠健忘、心悸怔忡、须发早白及梦遗滑精等症。常与枸杞子、菟丝子、牛膝、当归等配伍,内服。

(2)用于治年老体弱者大便秘结。常与当归、肉苁蓉、胡麻仁等配伍。

(3)用于治久疟和气血两亏之症。常与人参、当归等配伍。

此外,还用于治瘰疬、疮痈、高血压、冠心病、皮肤瘙痒等病症。

【用量用法】10~30 g。补益精血当用制首乌。

【注意事项】大便溏泄及有湿痰者忌服。

阿 胶

【性味归经】甘,平。归肺、肝、肾经。

【主要功效】补血止血,滋阴润肺。

【临床应用】(1)用于治损伤失血所致血虚萎黄、眩晕、心悸和其他贫血症,有较好的补血作用,为治疗血虚的要药。常与当归、熟地黄、党参、黄芪、白芍等配伍。

(2)用于治损伤出血、虚劳咯血、吐血、尿血、便血、崩漏等多种出血症,有显著的止血作用。常与蒲黄、生地黄、藕节等配伍,内服。

(3)用于治热病伤阴、阴虚火旺所致心烦不眠或虚风内动等症。常与黄连、白芍等配伍。

此外,还用于治阴虚肺燥、咳嗽咽干。常与马兜铃、牛蒡子、杏仁等配伍。

【用量用法】5~10 g。用开水或黄酒化服;入汤剂应烊化冲服。

【现代研究】能加速红细胞和血红蛋白的生成。

第三节　补阴药

北沙参

【性味归经】甘,微寒。归肺、胃经。

【主要功效】养阴润肺,益胃生津。

【临床应用】(1)有较好的养阴润肺作用,适用于阴虚肺燥或热伤肺阴所致干咳无痰、咽喉干燥等症。常与麦门冬、桑叶、川贝母、天花粉等配伍。

(2)用于治热伤胃阴或久病阴虚津亏所致口干舌燥,大便燥结等症。常与麦门冬、生地黄、玉竹等配伍。

【用量用法】10~15 g。

【注意事项】虚寒证忌用。反藜芦。

麦门冬

【性味归经】甘,微苦,微寒。归肺、心、胃经。

【主要功效】润肺养阴,益胃生津,清心除烦。

【临床应用】(1)用治燥咳痰黏、劳嗽咯血等症。常与沙参、天冬、生地配伍。

(2)用于治热病伤阴、咽干口渴、大便燥结等症。常与沙参、玉竹、生地等配伍。此外,还用治心烦不眠、心悸怔忡等症,有清心养心、除烦之功。

【用量用法】10 ~ 15 g。

【注意事项】感冒风寒咳嗽、痰饮咳嗽及肺虚泄泻者忌用。

枸 杞

【性味归经】甘,平。归肝、肾、肺经。

【主要功效】补血养阴,益精明目。

【临床应用】(1)用于治跌打损伤患者因肝肾虚损、精血不足所致腰膝痿软、阳痿、遗精、头昏、耳鸣等症。常与菟丝子、熟地黄、山萸肉、狗脊等配伍,内服。

(2)用于治肝肾不足所致眼目昏花、视物不清、迎风流泪等症。可单用本品,亦可与熟地黄、山茱萸、菊花、山药等配伍,内服。

此外,还用于治消渴症,须与黄芪、生地黄、麦门冬、山药等配伍。

【用量用法】5 ~ 10 g。

【注意事项】脾虚湿滞便溏者不宜服。

女贞子

【性味归经】甘,苦,凉。归肝、肾经。

【主要功效】补肝肾,强腰膝,明目。

【临床应用】用于治肝肾阴虚所致腰膝酸软、头昏、耳鸣、两目昏花及须发早白等症。常与桑螵子、旱莲草、白芍等配伍。

此外,还用于治早期白内障、中心性视网膜炎。可与枸杞子、菟丝子、覆盆子等配伍。

【用量用法】10 ~ 15 g。

【注意事项】脾胃虚寒泄泻及阳虚者忌服。

龟 板

【性味归经】咸,甘,寒。归肝、肾、心经。

【主要功成】滋阴潜阳,补肾健骨。

【临床应用】(1)用于治骨伤中后期因肝肾亏损所致筋不健、腰膝酸软、下肢步履无力、骨痂生长不良等症。可与熟地黄、虎骨、当归、白芍等配伍,内服。

(2)用于治肾阴不足所致骨蒸潮热、盗汗、眩晕、耳鸣等症。常与黄柏、知母、熟地黄等配伍,内服。治骨蒸潮热或骨伤久不愈而烧热,可与牡蛎、白芨、生地黄、知母、黄柏、牡丹皮、地骨皮等配伍,内服或外敷。

(3)用于治阴虚阳亢症,可与白芍、生地黄、牡蛎等配伍。治虚风内动所致手足抽搐,常与白芍、地黄、鳖甲等配伍。

(4)用于治阴虚血热所致崩漏或带下等症。常与黄柏、白芍、地黄、地榆等配伍。

【用量用法】10 ~ 5 g。先煎。

【注意事项】脾胃虚寒者忌用。

附:龟板胶

为龟板所熬的胶。其性味、功效与龟板相同,滋阴力更强,并有补血止血之效。用量10～15 g。烊化冲服。

鳖甲

【性味归经】咸,寒。归肝、肾经。

【主要功效】滋阴潜阳,软坚散结。

【临床应用】(1)用于治热病伤阴、虚风内动之症。常与牡蛎、生地、阿胶配伍。

(2)用于治阴虚潮热、骨蒸盗汗等症。常与知母、地骨皮、生地、青蒿、丹皮等配伍,内服。

(3)用于治软组织陈旧性损伤和慢性损伤久不愈合、局部肿胀发硬疼痛之症,有软坚散结的作用。可与龟板、黄芪、丹参、白术、当归、川芎、白芍、狗脊等配伍,内服。

此外,还可用于治癥瘕积聚,肝脾肿大等症。

【用量用法】10～30 g。先煎。滋阴潜阳宜生用,软坚散结宜醋炙用。

【注意事项】脾胃虚寒、食少便溏者及孕妇均忌用。

第四节　补阳药

鹿茸

【性味归经】甘,咸,温。归肝、肾经。

【主要功效】补肾壮阳,养血益精,强筋壮骨。

【临床应用】(1)用于治损伤日久、体弱倦怠、筋骨痿软、骨折和创伤愈合不良等症。可与山茱萸、熟地黄、五加皮、当归、黄芪等配伍,内服。

(2)用于治骨伤科患者因气血两亏而致阳痿、遗精、尿频、肢冷、腰膝无力等症。常与人参、当归、黄芪、肉桂等配伍,内服。

此外,还用于治冲任虚损、崩漏失血等症。常与阿胶、伸展板等配伍。

【用量用法】1～3 g。研细末,1 d 3次分服。或入丸散,随方配制。

【注意事项】服用本品宜从小量开始,缓见增加,不宜骤用大量。阴虚阳亢、内有蕴热以及外感热病患者均忌服。

【现代研究】鹿茸对长期不易愈合和一时新生不良的溃疡和创口,能增强再生过程,并能促进骨折的愈合。

肉苁蓉

【性味归经】甘,咸,温。归肾、大肠经。

【主要功效】补肾壮阳,润肠通便。

【临床应用】(1)用于治骨伤患者后期因肝肾不足所致筋骨痿弱、腰膝冷痛以及阳痿、遗精、早泄等症。常与菟丝子、五味子、熟地黄等配伍。

(2)用于治年老体弱和久病患者津液不足、肠燥便秘之症。常与火麻仁、当归、枳壳等配伍。

【用量用法】10~20 g。

【注意事项】阴虚火旺、脾虚泄泻者忌服。肠胃有实热之大便秘结者亦不宜用。

仙 茅

【性味归经】辛,温,有小毒。归肾经。

【主要功效】补肾助阳,强筋壮骨,祛风除湿。

【临床应用】(1)用于治骨伤患者因肾阳不足,命门火衰所致阳痿遗精、尿频、遗尿等症。常与淫羊藿、菟丝子、锁阳、巴戟天等配伍,内服。

(2)用于治骨伤患者因肾阳不足、筋骨不健所致腰膝冷痛、四肢无力,或风寒湿痹、拘挛等症。治腰膝冷痛、四肢无力,常与淫羊藿、杜仲、桑寄生配伍,内服;治风寒湿痹、拘挛等症,与巴戟天、独活、川芎等配伍。

【用量用法】3~10 g。煎服或浸酒服,也可入丸散。

【注意事项】阴虚火旺者忌服。

淫羊藿

【性味归经】辛,温。归肝、肾经。

【主要功效】补肾壮阳,强筋健骨,祛风除湿。

【临床应用】(1)用于治骨伤患者因肾阳不足所致阳痿、遗精、尿频、腰膝冷痛等症。常与巴戟天、肉苁蓉等配伍,内服。

(2)用于治风湿痹痛、四肢麻木、拘挛、筋骨痿软等症。常与威灵仙、川芎、杜仲、巴戟天、桑寄生等配伍。

【用量用法】10~15 g。水煎服;也可浸酒,熬膏或入丸散。

【注意事项】阴虚火旺者不宜服。

山茱萸

【性味归经】甘,酸,温。归肝、肾经。

【主要功效】补益肝肾,敛汗涩精。

【临床应用】(1)用于治骨伤患者因肝肾两虚所致腰膝痿软、阳痿、尿频、头昏、耳鸣、骨痂生长缓慢等症。可与熟地黄、鱼鳔胶、淮山药、龙骨等配伍,内服。

(2)用治阳气虚衰所致遗精、尿频、自汗盗汗、月经量多、崩漏等症,有敛汗、涩精、固脱之效。需与相应的药物配伍。

【用量用法】5~10 g。煎汤服或入丸散。大剂量可用30 g。

【注意事项】命门火炽,素有湿热及小便不利者不宜用。

【现代研究】动物休克病理模型实验表明,萸肉注射液有抗失血性休克作用。

紫河车

【性味归经】甘,咸,温。归肺、肝、肾经。

【主要功效】补肺益精,益气养血。

【临床应用】(1)用于治半月板损伤中后期膝关节疼痛、酸软无力、肌肉萎缩等症。常与

73

白芨、象皮、合欢皮、骨碎补、续断、当归、鸡血藤等配伍,研末外敷或内服。

(2)用于治肌肉劳损和肌腱末端病。症见反复疼痛,劳累后疼痛加重,休息后疼痛减轻。常与当归、黄芪、土鳖虫、象皮、续断、骨碎补、合欢皮、脆蛇、白芨等配伍,内服或外敷。

此外,还可用于治骨伤患者体质虚损、虚劳久咳之症。可单用本品,亦可与党参、茯苓、山药配伍。

【用量用法】1.5~3 g。研末装胶囊吞服,1 d 2~3 次,重症用量加倍。也可入丸散。如用鲜品,每次半个至1个,水煮服食。

【注意事项】阴虚火旺者不宜单独应用。

锁 阳

【性味归经】甘,温。归肝、肾、大肠经。

【主要功效】补益肝肾,润肠通便。

【临床应用】(1)用于治骨伤患者中后期因肝肾损伤所致筋骨痿弱、腰膝酸痛、步履艰难等症。常与熟地黄、牛膝等配伍,内服。

(2)用于治肾阳不足所致的阳痿、遗精等症。常与肉苁蓉、菟丝子、金樱子等配伍。

此外,还用治血虚、津伤、肠燥便秘等。常与肉苁蓉、火麻仁、生地黄等配伍。

【用量用法】10~15 g。阴虚阳亢、脾虚泄泻、实热便秘者均忌服。

（蓝肇熙）

第十章　软坚散结药

凡能消散局部组织因痰浊、瘀血等结聚所致的坚硬包块的药物,称为软坚散结药。

这类药物具有破血逐瘀、破气散结、软坚化痰等作用,能使增生变性之发硬组织软化吸收,恢复功能。用于治因损伤所致气血或痰浊结聚,局部组织发硬疼痛、久不消散或关节功能强直、功能障碍等症。临床上须根据损伤部位和硬块性质(如血肿、痰浊、增生等)的不同,有选择性地使用这类药物,并分别与行气活血、通经活络及扶助正气等药物配伍,方能收到良好的效果。

这类药物攻坚力强,易伤正气,伤科临床上多作外用,亦可内服,但年老体弱者、妇女经期应慎服或忌服。

半 夏

【性味归经】辛,温,有毒。归脾、胃、肺经。

【主要功效】燥湿化痰,消肿散结,降逆止呕。

【临床应用】(1)用于治跌打损伤局部血瘀肿硬疼痛。常与生草乌、生川乌、生南星、鸡血藤、川芎、血通等配伍,外敷或水煎熏洗。

(2)用于治关节部损伤(如创伤性滑膜炎或滑囊炎)肿胀疼痛、关节功能障碍。可与生南星、泽泻、龙骨、川芎、草薢、海桐皮等配伍,外敷或熏洗。

（3）用于治骨质增生、局部疼痛、功能障碍。可与生南星、生川乌、生草乌等配伍,外敷。

（4）用于治咳嗽气逆、痰涎壅滞等症。常与陈皮、茯苓等配伍。

（5）用于治多种呕吐症候,如神经性呕吐、妊娠呕吐、胃炎引起的呕吐以及痰饮和湿浊阴滞引起的呕吐。若治胃寒呕吐,可与生姜、藿香、丁香等配伍;治胃热呕吐,可与黄连、竹茹等配伍;治神经性呕吐,可与生姜、竹茹、旋复花配伍;治妊娠呕吐,可与黄芩、黄连、生姜、大枣等配伍。

（6）用于治胃气不和、胸脘痞闷、呕恶等症。常与黄连、黄芩、干姜等配伍。

此外,还可用治瘰疬痰核、痈疽肿毒、梅核气等症。

【用量用法】5～10 g。外用生品适量,研末用酒调敷。

【注意事项】反乌头。阴亏燥咳、血症、热痰内阻等症当忌用或慎用。

天南星

【性味归经】苦,辛,温,有毒。归肝、脾、肺经。

【主要功效】燥湿化痰,祛风解痉,消肿散结。

【临床应用】（1）在临床常与半夏配伍应用。对治跌打损伤、局部肿胀发硬、功能障碍、滑囊炎和滑膜损伤所致关节肿胀疼痛、经久不消、挛缩拘急等症,均有较好疗效。常与生南星、生川乌、生草乌、川芎、红花等配伍,外敷。

（2）用于治风痰壅盛所致的眩晕,癫痫和风痰阻滞经络所致的口眼㖞斜、手足麻痹、拘挛、破伤风等,有祛风解痉的作用。治风痰眩晕、癫痫等症,可与半夏、天麻等配伍;治风痰阻滞经络、手足麻痹、口眼㖞斜等症,可与半夏、白附子、川乌等配伍;治破伤风,可与白附子、天麻、防风等配伍。

此外,还用于治类风湿性关节炎。可与生姜、生菖蒲配伍,捣烂外敷。

【用量用法】制南星5～10 g。生南星多入丸散用,1次量0.3～1 g。外用适量。

【注意事项】生南星一般不内服,孕妇慎用。

附:胆南星

为生南星粉末加牛胆汁（猪、羊胆汁亦可）制成,味苦凉,有清热化痰、息风定惊的作用。适用于痰热惊风抽搐等症。在骨伤临床上,用治肢体麻痹、关节功能障碍、坐骨神经痛等症。常与川乌、草乌、乳香等配伍。用量2～5 g。

白附子

【性味归经】辛,甘,大温,有毒。归脾、胃经。

【主要功效】燥湿化痰,祛风解痉,散结止痛。

【临床应用】用于治中风、口眼㖞斜、破伤风、偏头痛等症,有燥湿化痰、祛风解痉的作用。治中风痰壅之症,常与天南星、半夏、全蝎、僵蚕等配伍;治破伤风,常与天南星、天麻、防风等配伍;治偏头痛,可与白芷、川芎、天麻等配伍。

此外,还用于治毒蛇咬伤及瘰疬痰核等症,有解毒散结之力。可单用本品外敷,亦可与其他药物配伍。

【用量用法】3～5 g。外用适量。熬膏敷患处。

【注意事项】孕妇忌服。生品一般不宜内服。

白芥子

【性味归经】辛、温。归肺经。

【主要功效】温肺祛痰,利气散结,通络止痛。

【临床应用】(1)用于治跌打损伤中后期局部冷痛、肿硬之症。常与木香、羌活、独活、赤芍、牛膝配伍,外用。

(2)用于治风湿疼痛、筋骨关节冷痛。常与官桂、没药、木香等配伍,外用。

(3)用于治痰滞经络,痰注肢体、关节,流注阴疽等症,有温经散寒、逐痰散结、消肿的作用。治痰滞经络所致肩背、肢体、关节疼痛麻木,可与没药、桂心、木香等配伍,内服;治阴疽流注,可与鹿角胶、肉桂、炮姜等配伍。

此外,还用于治寒痰壅滞、咳嗽气喘、胸满肋痛等症。常与苏子、莱菔子等配伍。

【用量用法】3~10 g。外用适量。调末用醋调敷。

【注意事项】外敷有发泡作用,皮肤过敏者忌用。

昆 布

【性味归经】咸,寒。归肝、胃、肾经。

【主要功效】消痰软坚,利水。

【临床应用】(1)用于治跌打损伤中后期肌肉韧带、关节发硬,功能障碍。常与海藻、草乌、川芎、牙皂、穿山甲等配伍,共研末外敷。

(2)与海桐皮、木香、穿山甲、白敛等配伍,治膝关节半月板囊肿有一定疗效。

(3)与利尿药配伍,可治水肿或脚部浮肿。

此外,还用于治瘿瘤、瘰疬等症。

【用量用法】10~15 g。外用适量。

海 藻

【性味归经】咸,寒。归肝、胃、肾经。

【主要功效】消痰软坚,利水。

【临床应用】功效与昆布相似,临床上常与昆布同用,以增强软坚散结、消痰利水之功。

【用量用法】10~15 g。外用适量。

【注意事项】反甘草。

(蓝肇熙　李　磊)

第十一章　泻下药

凡能引起腹痛或滑利大肠、促使排便的药物称泻下药。

泻下药具有排除肠道内宿食积滞、燥屎,清热泻火和逐水消肿等作用。伤科临床主要用于大便不通、肠胃积滞、实热内积,或因损伤瘀血蓄结、腹痛拒按等症。

泻下药根据其作用与适应证的不同,可分为攻下药、润下药和峻下逐水药。伤科临床多用前两类。

攻下药性味多苦寒,且有清热泻火之功,其泻下作用强,适用于大便燥结,胃肠积滞,瘀血蓄积或实热内结等里实证。本类药物易伤津耗气,故老年体弱及病久正虚患者应慎用,孕妇和月经过多者忌服。另外,用量不宜过大,中病即止。润下药润肠通便,力量缓和,最宜于老年津枯或因伤痛而亡血伤津患者,对于妇女胎前产后的肠燥便秘亦相宜。

使用泻下药,必须辨证施治,临症时灵活遣方用药。如使用攻下药,常与清热解毒药、活血化瘀药等配伍。使用润下药,又常与补益药、理气药、清热养阴药等配伍。如里实兼有表邪者,当先解表而后攻里,或与解表药同用,表里双解。如病情危重,多用攻下药,宜汤剂;病情较缓,多用润下药,宜丸剂。

第一节　攻下药

芒　硝

【性味归经】咸、苦,寒。归胃、大肠经。

【主要功效】清热泻火,软坚通便。

【临床应用】(1)用于治伤后因实热积滞所致的大便燥结、腹满胀痛之症。常与大黄、甘草配伍,内服。

(2)用于治皮肤疮肿、疮疹赤热、咽痛、口疮、乳痈等症。治咽痛、口疮,常与硼砂、朱砂、冰片同用;治皮肤疮肿、疮疹,可化水涂擦患处;治乳痈,可外敷。

【用量用法】10～15 g。冲入药汁内或开水溶化后服。外用适量。

【注意事项】孕妇忌用。

番泻叶

【性味归经】甘,苦,寒。归大肠经。

【主要功效】泻热导滞。

【临床应用】用于伤后热结便秘、腹部胀满等胃肠结滞之症,泡开水服或配伍内服。治年老伤后,因胃弱消化不良而致便秘、腹胀闷等症,常与生大黄、陈皮、黄连、丁香、生姜配伍,用开水泡2小时,去渣,1日服3次。

此外,还用治水肿鼓胀。可与牵牛子、大腹皮等配伍,内服。

【用量用法】病缓者1.5～3 g,病重者5～10 g。用开水泡服,入汤剂后下。

【注意事项】妇女哺乳期、月经期及孕妇忌用。剂量过大,有恶心、呕吐、腹痛等副作用。

第二节　润下药

火麻仁

【性味归经】甘,平。归脾、大肠经。

【主要功效】润肠通便。

【临床应用】用于年老体弱、津液枯少患者和产后肠燥便秘,有润燥滑肠和滋养补虚的作用。常与当归、生地黄、郁李仁等配伍,内服。

【用量用法】10～30 g。

郁李仁

【性味归经】辛,苦,平。归大肠、小肠经。

【主要功效】润肠通便,利尿消肿。

【临床应用】(1)用于跌打损伤患者大肠气滞、肠燥便秘之症,有降气、润肠通便之功。常与火麻仁、柏子仁、瓜蒌仁等配伍,内服。

(2)用于水肿小便不利、腹满喘促、脚气浮肿等症。常与桑白皮、赤小豆、白茅根等配伍,内服。

【用量用法】5～12 g。

【注意事项】阴虚便秘及孕妇慎用。

蜂　蜜

【性味归经】甘,平。归肺、大肠经。

【主要功效】润肠通便,润肺止咳,解毒。

【临床应用】(1)用于年老、体弱的伤科患者及热后伤津之肠燥便秘,是极好的缓泻剂。可单用或与其他药物配伍,内服,亦可作栓剂用。

(2)可用于治疗肺燥干咳、虚劳久咳等症。治肺燥干咳,常与枇杷叶、款冬花、百部、紫菀等拌炒后,配伍内服;治虚劳咳嗽,常与生地、茯苓、人参等配伍,内服。

(3)可用于解乌头、附子等药物的毒性。

(4)可用作制多种丸剂和膏剂的赋形剂。

【用量用法】15～30 g。不宜煎煮。

【注意事项】中满痞胀者忌服。

（蓝肇熙）

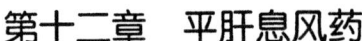

第十二章 平肝息风药

凡具有平息肝风或潜阳镇静作用的药物,称为平肝息风药。

这类药物,具有平肝潜阳、息风止痉等作用,主要用治因头部损伤,高热,肝风内动,风邪恶、内侵所致的痉厥抽搐、角弓反张、筋脉拘挛、半身不遂及肝阳上亢引起的头晕目眩等症。临床上应根据不同病因,作相应配伍。如因瘦削部损伤引起的上述诸症,应与活血祛瘀、利水通腑药配伍;因热盛引起上述诸症,应与清热泻火药配伍。

这类药物中,部分有毒性,只宜暂用,不宜久服。

羚羊角

【性味归经】咸,寒。归心、肝经。

【主要功效】平肝息风,镇静安神,清热解毒。

【临床应用】(1)用于治跌打损伤拌发感染性疾病而出现高热神错、谵语躁狂等症。常与犀角、黄连、钩藤等配伍,内服。

(2)用于治头部损伤(不包括颅骨骨折)、轻度脑震荡之头昏痛、心烦失眠等症。常与防风、天麻、羌活、白芷等配伍,内服。

(3)用于治跌打损伤患者因肝火炽热致头痛、目赤等症。常与石决明、黄芩、龙胆草等配伍;治肝阳上亢所致头晕目眩,可与菊花、石膏等配伍。

此外,还用治惊风、癫痫所致手足抽搐等症,为治肝风内动,癫痫抽搐的药物。常与钩藤、天麻、白附子、胆南星等配伍。

【用量用法】1~3 g。入煎剂宜另煎汁冲服,亦可磨或锉末服,每次0.3~0.5 g。

钩 藤

【性味归经】甘,微寒。归肝、心包经。

【主要功效】平肝息风,清热止痉。

【临床应用】(1)用于治跌打损伤患者肝经有热,头胀头痛或肝阳上亢、头昏目眩等症。清肝热,常与夏枯草、黄芩等配伍;治肝阳上亢,常与菊花、石决明等配伍。

(2)用于治癫痫抽搐之症,如肝风内动,可与羚羊角、菊花、龙胆草等配伍,内服。

【用量用法】10~15 g。不宜久煎。

天 麻

【性味归经】甘,平。归肝经。

【主要功效】平肝息风,祛风止痛。

【临床应用】(1)用于治跌打损伤所致肝风内动、惊痫抽搐等症。能息风止痉,为治肝风内动之要药。治破伤风之痉挛抽搐、角弓反张,可与天南星、防风、白附子等配伍;治脑震荡后遗症之头昏、头痛、失眠等症,可与朱茯神、鱼脑石、制首乌、水牛角等配伍。

(2)用于治风湿痹痛、肢体麻木、手足不遂等症。常与秦艽、羌活、牛膝、桑寄生等配伍,内服。

(3)用于治肝阳上亢所致头痛眩晕等症。常与钩藤、黄芩、牛膝等配伍,内服;治偏头痛,可与川芎等配伍。

【用量用法】3~10 g。研末吞服,每次1~1.5 g。

全 蝎

【性味归经】辛,平。有毒。归肝经。

【主要功效】息风解痉,解毒散结,通络止痛。

【临床应用】(1)用于治类风湿关节炎之关节拘挛僵直、肿胀疼痛、口眼㖞斜、破伤风等症。治类风湿关节炎,可与马钱子、苍术、牛膝等配伍,内服;治口眼㖞斜,可与白附子等配伍;治破伤风,多与蜈蚣、天南星、蝉蜕等配伍。

(2)用于治顽固性偏正头痛,风湿痹痛等症,有良好的通络止痛之效。可单用研末吞服,亦可与蜈蚣、僵蚕配伍。

(3)还可用于治疮疡肿毒、瘰疬结核等症。常与栀子配伍,加黄蜡为膏,敷患处.

【用量用法】2~5 g。研末吞服,每次0.6~1 g,外用适量。

【注意事项】有毒,用量不可过大。血虚生风者慎用。

蜈 蚣

【性味归经】辛,温,有毒。归肝经。

【主要功效】息风止痉,解毒散结,通络止痛。

【临床应用】(1)用于治破伤风、急慢惊风所致的痉挛抽搐、角弓反张、口噤等症。常与全蝎、僵蚕、朱砂等配伍,内服。

(2)用于治风湿痛及顽固性头部抽掣疼痛等症。常与全蝎、天麻、川芎等配伍。此外,还用治疮疡肿毒、瘰疬、毒蛇咬伤等。

【用量用法】1~3 g。研末吞服,每次0.6~1 g。外用适量,研末或油涂敷患处。

【注意事项】有毒,用量不可过大。孕妇忌用。

地 龙

【性味归经】咸,寒。归脾、肝、膀胱经。

【主要功效】清热息风,舒筋通络,平喘利尿。

【临床应用】(1)用于治寒湿痹痛、肢体伸屈不利等症,常与川乌、草乌、天南星等配伍,内服;治热痹所致关节红肿热痛、伸屈不利等症,可与桑枝、忍冬藤、络石藤、赤芍等配伍,内服;治气虚血滞、经络不通,中风后遗半身不遂,常与黄芪、当归、红花、赤芍、川芎等配伍,内服。

(2)用于治跌打损伤者,因热结膀胱而小便不利、尿闭不通等症。可单用本品或与通草、车前草、泽泻等配伍,内服。

(3)用于治热病狂躁、痉挛抽搐等症。可单用本品或与全蝎、金银花、连翘、钩藤等配伍,内服,以增强疗效。

此外,还用于治肺热型支气管哮喘、肝阳上亢型高血压病、慢性下肢溃疡、急性腮腺炎、烫伤等,均有一定疗效。

【用量用法】5~15 g,鲜品10~20 g。研末吞服,每次1~2 g。外用适量。

(蓝肇熙 冯 麟)

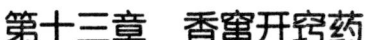

第十三章 香窜开窍药

凡具有芳香走窜之性,以开窍醒神、解毒避秽为主要功效的药物,称为香窜开窍药。

香窜开窍药,用治热入心包、风痰壅塞或重伤惊吓所致的神志昏厥之实证(闭证)。而闭证又有寒热之分,故使用本类药物时,应根据病人的具体情况,适当选用药物合理配伍,才能收到良好效果。

在伤科临床上,香窜开窍药多与其他药物配伍,用治跌打损伤肿胀疼痛、筋脉拘挛以及风寒湿痹等症。有消肿止痛、通经活络的作用。

这类药用于内服,属急救治标之品,只宜暂用,以免伤耗元气。属虚证(脱证)者忌用,年老体弱者慎用(外用不在此例)。因其气味芳香易挥发,故不入煎剂。

麝 香

【性味归经】辛,温。归心、脾经。

【主要功效】开窍醒神,活血散结,祛风定惊。

【临床应用】(1)用于治跌打损伤瘀血凝滞、肿胀疼痛及风寒温痹诸症。治损伤瘀痛,常与川芎、丹参、牛膝等配伍,内服或外用。

(2)用于治热入心包、神志昏迷等症。常与冰片、牛黄等配伍,内服。

此外,还用治痈疽疮疡、经闭、胞衣不下、胎死腹中等症。

【用量用法】0.06~0.1 g。入丸散,不宜入汤剂。外用适量。

【注意事项】孕妇忌用。

樟 脑

【性味归经】辛,热,有毒。归心、肝、肺、胃经。

【主要功效】开窍避秽,消肿止痛。

【临床应用】(1)用于治突然昏倒不省人事之症。常与麝香配伍,制为丸、散剂内服。

(2)用于治跌打损伤局部瘀滞肿痛、风湿痹痛等症。可单用本品酒精制成酒剂,外用,或与其他药物制成酒剂,外用。

【用量用法】0.03~0.06 g。不作煎剂。外用适量。

【注意事项】内服应严格控制剂量,以免中毒。内热盛、失眠、遗精、肾炎等病症及孕妇忌用。

冰 片

【性味归经】辛,苦,微寒。归心、脾、肺经。

【主要功效】开窍醒神,清热止痛。

【临床应用】(1)用于治损伤神昏惊厥之症。常与麝香相须为用。

(2)用于治跌打损伤、经络不通之症。常与樟脑、三七、红花等配伍,作酒剂,外用。

　　(3)用于治各种疮疡、咽喉肿痛、口疮、目疾等症。治目赤肿痛,单用点眼,即可取效;治咽喉肿痛、口疮,常与硼砂、朱砂、玄明粉配伍,共研细末,吹于患处;治压迫性溃疡,常与黄柏、甘草配伍,共研细末,撒布患处。

　　【用量用法】0.03~0.1 g。入丸散,不入煎剂。外用适量。

　　【注意事项】孕妇慎服。

(蓝肇熙　李亚男)

下编 伤科常用方剂

第一章 理血祛瘀剂

凡以理血药物为主所组成的方剂,具有调血、理血作用,以治疗血瘀气滞、肿胀、疼痛病症的方剂,统称为理血祛瘀剂。

无论伤及脏腑、气血、经络、筋骨等,都应根据临床症状,辨明虚、实、寒、热、轻、重、缓、急及部位深浅,分别采用不同的方剂进行辨证施治。

根据不同方剂以及不同的功效,本章分为攻下逐瘀剂、行气消瘀剂、祛瘀血剂、活血止痛剂、清热散瘀剂和理气止血剂。

气行则血行,气滞则血瘀,而血瘀气亦滞,故活血祛瘀与理气行气之品同用。逐瘀过猛或久服逐瘀剂,皆能耗伤正气,故逐瘀剂中宜配入扶正之品,使之祛瘀不伤正。止血过急,或纯用寒凉止血剂,均易致留瘀,故止血剂中需配入活血祛瘀或止血化瘀之品,使血止而无留瘀之弊。理血祛瘀剂所用药物多为破泄走窜之品,易于动血耗血,故对于月经期、月经过多、孕妇以及年老或体弱者,均应慎用。

第一节 攻下逐瘀剂

攻下逐瘀剂为攻逐体内瘀血留滞而使用之方剂,具有下瘀理气、下瘀通络、下瘀清热和下瘀利水等功效。适用于损伤早期,蓄瘀之里实热证。对肋骨骨折、脊柱骨折、骨盆骨折等躯干损伤早期,瘀血内蓄、郁而化热之发热、疼痛剧烈、肠道失运、腹中满痛、大便不通、小便短涩、舌红苔黄、脉数体实者,治当攻下逐瘀之法。

攻下逐瘀剂以大黄、芒硝、当归、桃仁、红花等攻下逐瘀药为基础,尤以大黄为主药。配以疏畅气机的枳壳、厚朴、陈皮,通经活络的苏木、莪术、山甲、赤芍、桂枝,清热利水的黄芩、生地、木通、花粉、柴胡。

这类方剂攻下逐瘀力峻猛,凡年老体弱、出血过多、产后荣血不足、月经、妊娠期,应忌用;且应中瘀即止,不可一味使用。

这类方剂代表方有大成汤、加味承气汤、桃核承气汤、鸡鸣散、复元活血汤等。

大成汤(《仙授理伤续断秘方》)

【组成】大黄12 g　川芒硝6 g　红花6 g　当归6 g　苏木6 g　枳壳12 g　厚朴6 g　陈皮6 g　木通6 g　甘草6 g

【用法】水煎,不拘时服,药后得下即停药。

【功效】攻下逐瘀,活血行水。

【主治】跌打损伤,瘀血蓄积于中下焦。

症见肚腹胀满、腹中坚实、疼痛拒按、按之痛甚、两便不通、舌质红紫、苔黄厚腻及脉弦紧实;瘀血上攻心腹、闷乱欲死者。

【方解】跌打损伤,血离经隧,瘀血内蓄,则肚腹胀满而痛;气滞血瘀,肠道失运,则胀痛拒按,大便不通;气化不行,则小便不利。瘀积化热,则舌红苔黄;瘀血攻心,则心神烦乱、昏睡欲死等。治当攻下逐瘀,活血行水。方中大黄重用,以攻下逐瘀,为本方之君药;川芒硝助大黄泻热逐瘀,红花、当归、苏木助大黄攻逐瘀血,共为本方之臣药。木通行气行水,枳壳、厚朴、陈皮助大黄、芒硝泻实破积,协红花、当归、苏木行气化瘀,理气消胀,且能与木通共同行气行水,共为本方之佐药;甘草调和诸药,以成其功,为本方之使。

【应用】(1)加减应用:小便不通可加大腹皮破气行水。神昏者可加安宫牛黄丸清热开窍。

(2)凡胸腹、脊柱、骨盆损伤、肢体挤压伤、腹部手术后以及轻度脑震荡而见腹满胀痛,两便不通者,均可应用。

【注意】因攻下逐瘀峻猛,故年老体弱者、小儿、妊娠妇女均应慎用。药后得下即停药。胃肠功能紊乱者禁用或慎用。

加味承气汤(《正体类要》)

【组成】大黄6 g　芒硝6 g　枳实3 g　厚朴3 g　红花3 g　当归3 g　甘草1.5 g

【用法】水酒参半煎服。

【功效】攻下逐瘀,活血理气。

【主治】跌打损伤,瘀血内停于中上焦。症见胸腹胀痛,按之痛甚,或大便不通,舌红苔黄,脉弦实。

【方解】跌打损伤,瘀血内停,脉道不利,则胸腹胀痛;气滞血瘀,肠道失主,则大便不通。治当攻下逐瘀,活血理气。方中大黄攻下逐瘀,为本方之君药;芒硝助大黄泻热逐下,枳实、厚朴助大黄破气逐瘀,共为本方之臣药;红花、当归行气活血为本方之佐药;甘草调和诸药,为本方之使药。诸药合用,共奏攻下逐瘀、活血理气之功。

【应用】(1)病急,去甘草。

(2)瘀血重,加桃仁破瘀,或加苏木、木通、陈皮以增活血利水之功。

【注意】攻下逐瘀之力较弱,且无利水之能,偏于中上焦之损伤,禁忌症较少。

桃核承气汤(《伤寒论》)

【组成】桃核12 g　大黄12 g　桂枝6 g　芒硝(后下)6 g　炙甘草6 g

【用法】水煎服。

【功效】破血下瘀。

【主治】跌打损伤,瘀血停积于下焦。症见腹满胀痛,按之痛甚,不能转侧,大便不通,小便自利,或瘀血化热发狂、舌红苔黄、脉沉实而涩者。

【方解】原为《伤寒论》治邪在太阳不解,随经入腑化热,瘀热互结于下焦之蓄血症。由于瘀热互结于下焦,故少腹结急,与跌打损伤、瘀血停聚而致腹胀痛、按之痛甚的病理相同。热结下焦,肠道失运,但膀胱气化并未伤及,故大便秘结,而小便自利;热伤血分瘀热扰心,故至夜发热,谵语烦渴。治当破血下瘀,因势利导。

方中重用桃核以破血逐瘀,为本方之君药;大黄荡涤邪热,增桃核破血下瘀之力,桂枝通行血脉,两者合用,既不使大黄直泻胃肠,又能制约桂枝辛散走表,而共同发挥攻逐瘀热之功,为本方臣药;芒硝软坚散结,助君药化瘀,为本方之佐;甘草调和诸药,以成其功,为本方使药。

【应用】(1)加减应用:瘀血深结者,加水蛭、虻虫或三棱、莪术;气滞腹胀痛甚者,加枳实、厚朴;热结重者,加银花、连翘以清热解毒。

(2)近代应用:凡胸腹挫伤、脊柱损伤后,而见腹胀疼痛、大便秘结;或妇女血瘀经闭、痛经或产后恶露不下,少腹胀痛,喘胀欲死者;或血郁于上之头痛头胀、目赤牙痛,或血热上攻之衄、吐血以及急性盆腔炎、附件炎和肠梗阻等症均可使用。

近代研究发现桃核承气汤证患者全血黏度及血浆黏度均显著增高,在血清各因子中除总蛋白外,还有总脂质、总胆固醇、中性脂肪及游离脂肪酸均呈高值。对具有高脂血症倾向的高血黏度综合征、以体力充实型以及高脂血症(特别是高游离脂肪酸)患者给予桃核承气汤治疗时,追踪观察发现血凝黏度恢复正常的同时,症状也随之好转。除高血脂、高血黏度外,桃核承气汤主治之“血瘀症”患者血液还多有“聚”、“凝”等表现。实验表明本方及组成药物对血液系统具有广泛的影响,能抑制血小板聚集,降低血脂。

【注意】虚人不可下。

鸡鸣散(《伤科补要》)

【组成】大黄30 g　桃仁9 g　当归尾15 g

【用法】酒煎,鸡鸣时服,至天明攻下瘀血即愈。

【功效】攻下逐瘀,泻热通经。

【主治】跌打损伤,胸腹蓄血。症见局部疼痛,疼痛难忍,大便秘结,舌红脉实。

【方解】跌打损伤,瘀血内凝,实热内结,经脉不通,肠道壅积,故胸腹肿痛难忍,大便秘结。症属瘀血互结,治当攻下逐瘀、泄热通经之法。

方中重用大黄以攻下逐瘀,荡涤实热,为本方之君;桃仁破瘀通经,润肠通便,助大黄破瘀攻下,为本方之臣;当归尾活血通络,助大黄、桃仁攻逐瘀血,使其速下,为本方之佐。

【应用】(1)加减应用:胸痛甚者,加郁金、乌药;腹痛甚者,加元胡、白芍;实积甚者,加枳实、厚朴;血瘀甚者,加红花;血结甚者,加水蛭、虻虫。

(2)近代应用:对从高处坠下、木石所压、脊髓损伤、胸腹挫伤、骨折等胸腹瘀血肿痛、便秘者均可应用。

【注意】药简力专,破瘀通经攻下力强,凡与主治症不完全相符者不可用。

复元活血汤（《医学发明》）

【组成】酒大黄 30 g　柴胡 15 g　当归 9 g　桃仁 6 g　红花 6 g　穿山甲 6 g　瓜蒌根 9 g

【用法】水 3/4,酒 1/4 同煎,食前温服,以利为度,得利痛减,不尽服。

【功效】活血祛瘀,疏肝通络。

【主治】跌打损伤,瘀血留滞胁下。症见胸胁痛不可忍、口渴,或大便秘结、舌红脉弦。

【方解】血瘀气阻于胁下,故胸胁痛不可忍。瘀滞作痛,治当活血祛瘀;痛在肝经,又宜疏肝通络。

本方秉"去者去,生者生,痛自舒而元自复",而名"复元"。方中重用酒大黄以荡涤留瘀败血,柴胡以疏肝调气,两药合用,以攻胁下之瘀滞,为本方之君;当归、桃仁、红花活血祛瘀,消肿止痛,为本方之臣;穿山甲破血通络;瓜蒌根既能入血分助诸药而消瘀散结,又能清热润燥,正合血气郁久化热化燥之治。各药合用,使瘀祛新生,气行络通,则胁痛自平。

【应用】(1)加减应用:以活血祛瘀为主,行气之药较少,故运用时可酌加行气止痛之品,如乌药、香附等,以增强疗效。肝火旺盛,加栀子、青皮;疼痛剧烈者,加乳香、没药。

(2)近代应用:本方活血祛瘀止痛之力较大,故可用于一般胁肋疼痛及其他部位因损伤而致肿痛者、软组织扭伤、非化脓性肋软骨炎所致的积瘀疼痛等。还可与仙方活命饮加减治疗肝脓肿。

【注意】不尽服。

加味桃核承气汤（经验方）

【组成】桃仁 10 g　桂枝 6 g　生大黄(后下) 10 g　芒硝冲服 6~8 g　枳实 10 g
厚朴 8~10 g　炙甘草 6 g

【用法】浓煎。4~6 h 服 1 次,1~2 次服完。

【功效】破血逐瘀,攻下躁结。

【主治】胸腰椎骨折早期合并肠麻痹。

症见腹痛如折、不能转侧、两下肢麻木、活动受限、全腹疼痛、腹胀难忍、恶心呕吐、腹部叩之如鼓、肠鸣音消失、二便不通、舌红苔黄及脉弦实。

代抵当丸（《证治准绳》）

【组成】桃仁 30 g　桂枝 9~15 g　大黄酒 120 g　芒硝 30 g　酒当归尾 30 g
生地黄 30 g　穿山甲哈粉炒 30 g

【用法】炼蜜为丸。痛在上焦,丸如芥子大;痛在中、下焦,丸如梧桐子大。

【功效】攻下逐瘀,通经活络。

【主治】跌打损伤,瘀血蓄积下半身。

症见局部肿痛、按之痛甚、二便不通、舌红脉实。

第二节　行气消瘀剂

这类方剂为消散疏通气血结滞之方剂,具有行气消瘀,散肿止痛之功效;适用于损伤早

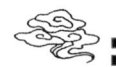

期、气滞血瘀、肿痛并见，但无里实热证、不必攻下或不宜攻下者。表现为损伤肢体胀痛、聚散无常、游走不定，可因呼吸、咳嗽等动作而加剧疼痛；或疼痛稍有固定、经久不愈、痛处拒按、多呈刺痛、局部有青紫瘀斑或血肿块。

行气消瘀剂以木香、香附、枳实、乌药等为主，配伍活血祛瘀的当归、桃仁、红花、川芎、赤芍、三棱、莪术、元胡等。

这类方剂适应证以气滞为主者，应以行气散结止痛为法；气滞血瘀并见者，应以行气活血止痛为法。药物之具体配伍，则需视气结与血结的不同侧重，给予相应的组合。凡年老体弱者，月经、妊娠期间均应慎用这类方剂。

这类方剂代表方有制香片、活络效灵丹、复元通气散、顺气活血汤等。

制香片（成都体院方）

【组成】广三七 40 g　甘草 40 g　四制香附 40 g

【用法】每日 2～3 次，每次 2～4 g。重伤用酒服。

【功效】行气活血，通络止痛。

【主治】肌肉韧带伤，全身肌肉痛，尤以肋间肌和腰肌疼痛效果最佳。

【方解】方中广三七甘、苦、微温，能止血散瘀、消肿止痛，其性止中有散、散中有止，为理血药中之妙品。甘草性味甘平，补五劳七伤，治一切虚损，益精养气，坚筋骨，长肌肉，倍力气。香附行气解郁，能于血中行气。三药配伍，既能行气活血、通经止痛，又能营养筋健肌肉，为肌肉、筋健损伤常用良方。

【应用】胸背损伤，与七厘散交替服用，效果更佳。

活络效灵丹（《医学衷中参西录》）

【组成】当归 15 g　乳香 15 g　没药 15 g　丹参 15 g

【用法】水煎服。

【功效】气行消瘀，通络止痛。

【主治】气血凝滞。

症见心腹疼痛、腿痛臂痛、跌打瘀肿、内外疮疡、一切积聚及经络阻滞。

【方解】本方所治，主要是由气血瘀滞所引起的一切证候。凡是疝癖、癥、瘕、心腹酸痛，内伤疮疡，一切脏腑积聚，经络阻滞，其病理机制，都是气血瘀滞使然，因此在方法上，都应采用行气消瘀法进行治疗。

方中当归活血行血，能行血中之气，具有推陈出新作用，为本方之君；乳香、没药两药配伍，行气活血，增强消滞止痛作用，共同辅助当归通气活血，为本方之臣；丹参活血、养血，具有四物汤的功能，有推陈出新的作用，对当归、乳香、没药起佐使作用。诸药合用，使瘀去络通，则疼痛自止。本方祛瘀止痛之力颇强，为治疗血瘀所致心腹诸痛、癥瘕积聚以及跌打损伤、瘀血肿痛之有效方剂。

【应用】（1）加减应用：腿痛加牛膝；臂痛加连翘；妇女瘀血腹痛，加生桃仁、生五灵脂；疮红肿属阳者，加金银花、知母、连翘；白硬属阴者，加肉桂、鹿角胶或鹿角霜；疮破后生肌不速者，加生黄芪、知母、甘草；脏腑内痛，加三七、牛蒡子（原书所附加减法）。

用于跌打损伤,也是用于损伤之后气血凝滞出现的各种证候。在损伤早期,可用于无寒热倾向的疼痛瘀肿,若有寒、热症状者,可随证加药治疗。在损伤中后期,凡有气血阻滞证候出现,均可用本方随证加减运用。其凝滞重,形成瘀积者,则加破结之品;有热毒者,加清热解毒药;有虚寒属阴者,加温养药,伤在下部者,加牛膝引药下行,虽然随症加药治疗,而证候属气凝滞的性质未变,不过同中有异而已。

(2)近代应用:凡冠心病心绞痛、宫外孕、脑血栓形成、坐骨神经痛等有血瘀气滞者,均可使用本方活血化瘀、通络止痛。

复元通气散(《正体类要》)

【组成】木香　陈皮　青皮　茴香(炒)　穿山甲(酥炙)　白芷　贝母　漏芦　甘草各等分

【用法】每服3~6g,温酒调下。

【功效】行气散结,通络止痛。

【主治】跌打损伤,气滞血瘀,以气滞为主者。

症见肿痛为主,疼痛走窜,范围弥散,痛无定处,时起时止,时轻时重,可因呼吸、咳嗽、身体转侧等动作而疼痛加剧,舌淡脉弦。

【方解】方中木香、陈皮、青皮、茴香行气止痛,为本方之君药;穿山甲、白芷、贝母、通经散结,以增行气活血、通经止痛之力,为方中之臣药;漏芦、甘草清热解毒为佐药。诸药合用,共奏行气散结、通络止痛之功。

【应用】(1)加减应用:气滞甚者,加香附、川楝子;血瘀明显者,加桃仁、红花;郁热,加山栀、丹皮;便秘,加大黄。

(2)近代应用:本方功以行气消瘀,适用于跌打损伤或肝气郁滞而致的胸胁胀痛或乳房胀痛等症,也可用于治全身各部气滞疼痛。对闪伤、凝伤、岔气、进气等引起的疼痛以及乳痛、便毒初起均可应用。

【注意】气虚者慎用。

顺气活血汤(《伤科大成》)

【组成】苏梗3g　厚朴3g　枳壳3g　香附3g　木香1.2g　砂仁1.5g　桃仁9g
红花1.5g　当归尾6g　赤芍炒3g　苏木末6g

【用法】水、酒各半煎服。

【功效】行气消瘀,活血止痛。

【主治】跌打损伤,气滞血瘀,气滞与血瘀并重。

症状表现以痛为主,见胸胁胀满作痛,痛处或走窜、或拒按、或呈刺痛,局部多有青紫瘀斑或瘀血肿块,舌质暗红,脉弦而涩。

【方解】跌打损伤、气滞血瘀、脉络不通,则胀痛拒按。气滞血瘀、气血并重之症,治以行气消瘀、活血止痛。

苏梗、厚朴、枳壳、香附、木香、砂仁为辛香行气消滞之品,以治气滞。桃仁、红花、当归尾、赤芍、苏木为辛润活血化瘀之物,以治血瘀。一组行气药与一组活血药配伍,更能促进气血的畅通,使之气行血活,血行瘀化,则肿痛诸症亦随之消解。

【应用】对各种损伤引起的气滞血瘀诸痛症均可应用,尤其对胸肋挫伤气滞胀满作痛更为合适。疏肝加柴胡;泄热加黄芩;泄实加大黄;宣肺加杏仁;降逆加半夏。

柴胡疏肝散(《景岳全书》)

【组成】柴胡 6 g 枳壳 4.5 g 陈皮 6 g 香附 4.5 g 川芎 4.5 g 白芍 4.5 g 甘草 1.5 g

【用法】水煎服。

【功效】行气活血,疏肝止痛。

【主治】肝气郁结偏实。症见胁肋胀痛、痛经等。

【应用】方中柴胡、枳壳、陈皮、香附解肝经气郁;川芎开肝经血郁;白芍、甘草平肝缓急,诸药合用,共呈调气疏肝之效,是治疗痉挛性疼痛很好的处方。

逍遥散(《太平惠发和剂局方》)

【组成】柴胡 30 g 当归 30 g 白芍 30 g 白术 30 g 茯苓 30 g 甘草 15 g

【用法】共研细末,每服 6~9 g,烧生姜 1 块,薄荷少许煎汤冲服,每日 3 次。亦可水煎服,用量按原方比例酌减。

【功效】疏肝理脾。

【主治】脾虚肝郁。症见头晕目眩、乳胀胁痛、寒热往来、食少神疲、月经不调、脉象弦大而虚者。

【方解】柴胡疏肝解郁,为本方之君;当归、白芍养血调肝,白术、茯苓、甘草健脾益气,共为本方之臣,和君药共同使肝气调畅,脾得健运;烧生姜温胃和中,薄荷解肝郁而生之热,共为本方之佐。

【应用】本方疏肝理脾,用途较广。凡属肝郁脾虚,肝郁气结之症,胁痛、胃痛、痛经,月经时前时后者,投以本方,均可获效。

加味乌药汤(《济阴纲目》)

【组成】乌药 12 g 玄胡 9 g 香附 9 g 木香 9 g 缩砂仁 6 g 甘草 3 g

【用法】水煎服。

【功效】调气疏肝。

【主治】肝郁气滞。症见经行不畅,经前或月经初行时,少腹胀痛,胀甚于痛,或连胸胁、乳房胀痛,精神抑郁,胸闷泛恶,嗳气时作,腰酸作胀,舌质淡,苔薄白,脉象弦涩。

【方解】乌药、玄胡调气止痛,为本方之君;香附、木香疏肝理气,为本方之臣,合君药共使肝气条达,疏泄得宜;砂仁芳香醒脾,甘草甘缓和中,共为本方之佐。

【应用】凡胀痛之症,尤胀甚于痛者,均有作用。

第三节 祛瘀血剂

这类方剂是以活血祛瘀为主要治疗功效的一类方剂。适用于跌打损伤引起的气血凝滞、经络不通所致疼痛诸症。

瘀血是指血液不活,积于病人体内而言。其产生原因,有七情、六淫、痰、水、食、虫、气血虚损和其他疾病等。跌打损伤是致瘀常见的原因,而气血瘀阻又是跌打损伤从始至终的常见证候,所以祛瘀血剂是治跌打损伤常用的重要方剂之一。

祛瘀血剂和行气消瘀剂相比,祛瘀血剂的适应证,比行气消瘀剂在病情上气滞瘀阻的程度则稍重,尤以血瘀为主要病理表现。

祛瘀血剂选用长于活血祛瘀、消肿定痛的乳香、没药、红花、桃仁、当归、川芎、赤芍、丹参、丹皮、牛膝、泽兰、玄胡、干漆、苏木、土鳖、马钱子之类为主,或配以走窜通络之品,如麝香、冰片,或配以理气之品,或根据病情的寒、热、虚、实,酌配相应的药物。祛瘀血剂能促进血行,性多破泄,易于动血、堕胎,故凡月经过多者及孕妇均当慎用。这类方剂代表方有桃红四物汤、血腑逐瘀汤、膈下逐瘀汤、少腹逐瘀汤、消肿止痛汤等。

桃红四物汤(《医宗金鉴》)

【组成】桃仁9 g   红花8 g   当归10 g   生地黄15 g   赤芍10 g   川芎9 g

【用法】水煎服。

【功效】祛瘀,活血,补血。

【主治】损伤血瘀。用于损伤早期或中期由气血瘀滞出现的多种证候,尤适用于略有偏虚患者。本方是由四物汤加桃仁、红花而成。四物汤为补血、调血、止痛之剂,在唐代《理伤续断》中,四物汤即用于跌打损伤,如"凡重伤,肠内有瘀血者用此",可见四物汤治瘀血有一定效力。

【方解】方中桃仁破血行瘀、润燥滑肠,红花化瘀,两药共用,逐瘀行血,为本方之君;当归行血、活血、生血,生地凉血、生血,有逐血痹作用(凡肝热血热而血脉又不通者最宜),赤芍行瘀止痛、凉血消肿,川芎为血中气药,活血之力甚强,与当归配伍,其行血活血力量倍增,四物汤行血、活血、生血,既能协助君药,又能监制君药,为本方之使。全方有攻有守,有补有泻,为伤科常用要方。

【应用】近代使用本方治月经不调,血多有块,色紫黏稠者有效。对于血灌瞳神、暴盲等眼科疾患也有较好疗效。

近代研究发现本方能显著降低血管阻力,降低血管的渗透性,并具有显著的抗炎作用,还可使大鼠血清胆固醇含量显著降低,但对甘油三酯无显著影响。

【注意】(1)失血较多者及大虚之人慎用。

(2)该方攻破力较强,得效即止,不能多服。尤妇女易致血崩及经量过多。

血腑逐瘀汤(《医林改散》)

【组成】桃仁9 g   赤芍9 g   川芎6 g   牛膝12 g   枳壳9 g   柴胡9 g   桔梗6 g
甘草3 g   当归12 g   生地黄12 g

【用法】水煎服。

【功效】活血祛瘀。

【主治】瘀血阻滞。症见头痛、胸痛、失眠多梦、心悸征仲、急躁易怒等一系列病血为患之表现。

【方解】本方所治诸症,均属病血为患。心主血脉,肝藏血,病血内阻,血液循环障碍,故产生头痛、胸痛、失眠多梦、心悸、易怒等症。

方中桃仁、红花、赤芍、川芎、牛膝活血祛瘀,治血分的瘀滞,为本方之君;枳壳、柴胡、桔梗、甘草调气疏肝,治肝气的郁结,为本方之臣;君臣配伍,瘀去郁舒而诸症可以缓解;当归、生地调血补肝,为本方之佐。

【应用】(1)加减应用:咳嗽、痰多,加贝母、前胡、瓜蒌化痰降气。

(2)近代应用:以本方为基础加减,可用于心绞痛或心前区憋闷而属血瘀型者。脑震荡后遗症的头痛、健忘、失眠等症也可使用。眼科的血灌瞳神、暴盲、血瘀日久者均可使用。

作为血瘀症的临床表现虽多,然终以血液系统的改变为主,这就是血液的浓黏聚凝状态。近代研究发现本方能显著抑制血小板功能,拮抗多种诱导剂所致血小板聚集,延缓血液凝固促进血栓溶解,显著改善血液流变性等,故可改善血瘀症的血液系统变化。另外,尚能改善微循环,扩张血管,增加外周血流量,并有显著的抗炎作用、显著的抗变态反应作用,还有镇静、镇痛或抗惊作用。

【注意】临床运用,必须审知确有瘀血,否则不宜。

膈下逐瘀汤(《医林改错》)

【组成】桃仁9 g　红花6 g　当归9 g　五灵脂9 g　玄胡9 g　丹皮6 g　赤芍9 g 川芎9 g　香附12 g　乌药12 g　枳壳6 g　甘草3 g

【用法】水煎服。

【功效】活血祛瘀,调气疏肝。

【主治】血瘀气滞,瘀血结于膈下。症见两胁及腹部痞块坚积作痛等症。

【方解】血瘀气滞,瘀停腹痛,甚至结成痞块。法当活血祛瘀,调气疏肝。

方中桃仁、红花、当归、五灵脂、玄胡、丹皮、赤芍、川芎活血通经,行瘀止痛,为本方之君;香附、乌红、枳壳调气疏肝,为本方之臣;甘草调和诸药,为本方之佐。诸药合用,共呈活血祛瘀,调气疏肝功效。

【应用】对于心痛、胁痛、妇女月经不调、腹痛、痛有定处不移者,均可应用。

【注意】年老体弱,气血虚衰,失血过多,妇女妊娠、产后及月经期间应当禁用或慎用。

少腹逐瘀汤(《医林改错》)

【组成】小茴香炒9 g　肉桂6 g　干姜炮9 g　当归9 g　川芎9 g　赤芍9 g　蒲黄9 g 五灵脂炒9 g　没药6 g　延胡索6 g

【用法】水煎服。

【功效】活血祛瘀,温经止痛。

【主治】气滞血瘀,肝寒凝滞。症见少腹积块,疼痛或不痛,勿疼痛而无积块,或少腹胀满。

【方解】此方所治诸症,属肝经气滞血瘀偏寒机理。肝藏血,主疏泄,其经脉循少腹,络阴器。肝寒凝滞,气机运行不利,故胀;瘀血阻络,脉络不通,故痛。由损伤和寒而引起血瘀气滞,由血瘀气滞而产生肿痛诸症,法当温经与逐瘀双管齐下,使寒邪散则气血通,气血通则肿痛减。

方中小茴香温肝散寒、行气止痛,肉桂温肝散寒、温通血脉,干姜温肝散寒,共同针对气血运行不利之因于寒者。当归、川芎、赤芍、蒲黄、五灵脂、没药、延胡索活血祛瘀。诸药合用,温经逐瘀。

【应用】本方近代用于治疗经色紫或黑,或有瘀块,效果较好。用于治疗经期腰酸少腹痛有较好疗效,并可根据症情适当加减。气血虚,可加党参、阿胶;口干、便秘、苔黄,则需去肉桂,干姜易生姜,加炒黄芩;肝郁气滞甚者,可加柴胡、郁金、青皮;白带多,可加茯苓、泽泻等。本方还可用于治疗崩漏。

【注意】温经止痛作用较优,化热者需加减。

消肿止痛汤(成都体院方)

【组成】桃仁10 g　红花7 g　当归16 g　赤芍16 g　防风10 g　黄柏10 g　木通10 g　乳香5 g　木香(后下)5 g

【用法】水煎服。

【功效】行气活血,消肿止痛。

【主治】肢体损伤,肿胀疼痛。

第四节　活血止痛剂

这类方剂为具有活血止痛、接骨续筋、养血扶正功效的一类方剂。适用于跌打损伤早、中期,气滞血瘀,肢体疼痛肿胀,固定不移,或出现正气虚弱者。治疗上以活血止痛或佐以扶正之法。活血止痛剂以当归、红花、元胡、乳香、没药等活血祛瘀药物为基础,配以行气止痛的木香、青皮、陈皮、茴香,接骨续筋的地鳖虫、落得打、血竭、儿茶、杜仲,益气养血的白术、丹参、莲子、茯苓等组成。

这类方剂代表方有创伤灵、玄胡伤痛宁、活血止痛汤、和营止痛汤等。

创伤灵(成都体院方)

本方已有成药出售,临床随症使用。

玄胡伤痛宁(成都体院方)

本方已有成药出售,临床随症使用。

活血止痛汤(《伤科大成》)

【组成】当归6 g　红花1.5 g　川芎2 g　赤芍炒3 g　苏木3 g　乳香3 g　没药3 g　三七3 g　地鳖虫9 g　紫荆藤9 g　落得打6 g　陈皮3 g

【用法】水酒参半煎服。

【功效】活血化瘀,通经止痛。

【主治】跌打损伤,瘀血肿痛。症见局部瘀血,肿胀疼痛,痛如针刺,固定不移,痛处拒按;局部多有青紫瘀斑或瘀血肿块,舌质紫暗,脉细而涩。

【方解】跌打损伤后,瘀血阻滞,脉道不通,局部肿痛难忍。气无形,血有形,伤血必及气,故肿且痛,固定不移。治当用活血化瘀、通经止痛之法。

方中当归、红花、川芎、赤芍、苏木活血通经,乳香、没药、三七活血止痛,地鳖、紫荆藤、落得打破瘀通经,消肿止痛,共为本方君药;陈皮理气化滞,为本方之臣药。诸药合用,共奏活血化瘀、通经止痛之效。

【应用】(1)加减应用:伤骨者,加川断、骨碎补、补骨脂。

(2)近代应用:对颈、肩、肘、腕等上部或腰膝下部等四肢关节损伤、软组织损伤以及骨折初期引起的局部肿痛者均可应用。

和营止痛汤(《伤科补要》)

【组成】当归尾9g 川芎6g 赤芍9g 桃仁6g 苏木6g 乳香6g 没药9g 乌药9g 陈皮6g 续断10g 木通6g 甘草6g

【用法】水煎服。

【功效】活血止痛,祛瘀生新。

【主治】一切损伤瘀积肿痛。症见痛处固定,不走窜,刺痛感,痛处拒按,局部多有青紫,瘀斑或血肿块,舌质紫暗,脉细而涩。

【方解】损伤经早期治疗,肿痛渐解,筋骨初接,但瘀血未化,经脉欠通,故肿痛时作。治当用活血止痛、祛瘀通络之法。

当归、川芎、赤芍、桃仁、苏木、乳香、没药活血化瘀,通经止痛,为本方之君药;乌药、陈皮理气消滞,共为本方之臣药;甘草调和诸药,为本方之使药。诸药合而用之,可使瘀血消散,气脉畅通,肿痛自除。

【应用】(1)加减应用:骨折者,加骨碎补、自然铜、土鳖虫等以增接骨续筋之功。

(2)近代应用:本方常用于骨折、脱位、软组织损伤等中期,亦可用于内伤积血成痛者。

【注意】损伤后期不宜服。

第五节 清热散瘀剂

这类方剂是指具有清热解毒、凉血化瘀、消肿止痛功效的一类方剂。适于损伤早期,气血瘀滞,郁而化热。症见身热烦渴、局部红肿热痛,或痈疽阳毒,或小便赤涩,或目睛肿痛,舌红苔黄、脉弦数等内热里实证。

这类方剂之适应证为新伤瘀血发热,病源为瘀血,必以逐瘀为本。逐瘀可清热,瘀尽则热退。方中以当归、大黄、黄芩、栀子、黄连、连翘等药物为主,同时配入清热解毒之品,以增祛邪之力。

这类方剂在使用同时不可寒凉太过,以免伤正。

这类方剂代表方有清心汤、清上瘀血汤等。

清心汤(《证治准绳》)

【组成】当归 川芎 桃仁 生地 丹皮 赤芍 黄连 黄芩 栀子 连翘 甘草各等份

【用法】灯心草、荷薄同煎,童便和服。

【功效】活血祛瘀,泻火解毒。

【主治】损伤早期,瘀血发热。症见局部红肿热痛,发热口干、烦躁、夜寐不宁、口淡不思食,或夜热早凉,或自觉发热而体温不高,或体温浮动在 39 ℃左右、舌质红或有瘀点,苔白厚或黄腻,脉弦数或浮滑数者。

【方解】跌打损伤,脉络破裂,离经之血瘀滞于皮肤之下、肌腠之中、腔道之内,壅遏积聚,郁而化热。热伤津液,则口干烦躁,舌红;痰热伏阴,则夜热早凉;自觉发热而体温不高,此属新伤瘀血发热,热源于瘀血,故逐瘀可以祛热,清热可以祛邪。

本方功专化瘀泻火,以当归、川芎、桃仁攻逐瘀血,生地、丹皮、赤芍凉血化瘀,共为本方之君;黄连、黄芩、栀子、连翘苦寒,清热解毒,合甘草泻火解毒,共为本方之臣;甘草且能调和诸药,合行水泻热和阴之灯心草、薄荷、童便,共为本方之使。

【应用】(1)加减应用:实热内结,加大黄、芒硝;热盛,加石膏、竹叶。

(2)近代应用:开放性骨折、脱位、软组织损伤、刀斧枪伤均可应用。

【注意】不可寒凉太过。

清上瘀血汤(《医宗金鉴》)

【组成】桃仁 12 g　红花 12 g　苏木 12 g　川大黄 6 g　山栀子 15 g　黄芩 15 g　连翘 20 g　羌活 20 g　独活 15 g　桔梗 15 g　当归酒洗 20 g　川芎 12 g　赤芍 15 g　生地黄 12 g　甘草 6 g

【用法】水煎,加黄酒和服。

【功效】活血化瘀,清利上焦。

【主治】膈上受伤。症见胸痛、胸闷,上肢活动受限,发热烦渴,吐血、咯血、痰中带血。

【方解】横膈膜以上受伤,则胸部疼痛,上肢活动受限;气滞血瘀,瘀血化热,则发热烦躁;受伤及化热均致吐血、咯血、痰中带血。

方中桃仁、红花、苏木洗血化瘀,川大黄夺关斩隘,引瘀下行,共为本方之君;山栀、黄芩清肝经郁热,合性辛凉、清瘀热之连翘共为本方之臣;连翘亦可为升药、浮药,合载药上行之羌活、独活、桔梗。宽胸利气之枳壳共为佐使药;当归、川芎、赤芍、生地清利血脉,为本方之佐;甘草协调诸药,为本方之使。

【应用】尚可用于受伤后气血停滞,又受寒、湿、热侵袭、经络不通而成之痹,症见肢节疼痛拘急、麻木不仁等症。本方剂与舒筋活络剂作用是一致的,不过本方是从病理而言,而舒筋活络剂是以证候而言,但本方剂主治的证候,常多为实证,而舒筋活络剂的主治证候,常多虚实互见。

白虎汤(《伤寒论》)

【组成】石膏 16～60 g　知母 12 g　甘草 6 g　粳米 9 g

【用法】煎至米熟汤成。

【功效】清热生津。

【主治】阳明气热盛。

症见大热、大汗、大渴、脉洪大。

【方解】受伤后瘀血化热,故见高热;热蒸津液外越,则汗出;热盛伤津,故舌燥;引水自救,故口渴引饮;邪盛而实,故脉洪大有力或滑数。热在气分,伤耗津液,根据"热者寒之"的治疗原则,法当选用辛寒清热、甘寒生津之品,组成清热生津方剂治疗。本方即体现此种治法,为著名的清热剂。

方中石膏辛、甘、寒,解肌清热的力量颇强,知母治阳明独盛之热,并善生津,两药共为君药,同奏解热除烦之效,高热、汗出、烦渴即因之解除;甘草、粳米调护胃气,免大寒之剂的妨碍,共为本方之佐使。本方配伍颇为完善,方简效宏,为最优秀的古方之一。

【应用】本方是一个有效的辛寒清热剂,治急性热病,症见大热、大渴、大汗、脉洪大有力等"四大症"者,确有疗效。近代用于肺炎、流行性乙型脑炎、伤寒、斑疹伤寒、中暑、感冒、小儿肺炎等有上述脉症者。

【注意】(1)表证未解的无汗发热,口不渴,禁用。

(2)脉见浮细或沉,禁用。

(3)血虚发热,脉洪不胜重按,禁用。

(4)真寒假热的阴盛格阳证,禁用。

二妙丸(《丹溪心法》)

【组成】黄柏　苍术各等份

【用法】水泛为丸,每服6~9 g。温开水或生姜汤送服。

【功效】清热燥湿。

【主治】湿热走注。症见筋骨疼痛,或足膝灼热、红肿疼痛,或下肢痿软无力、小便短黄、舌苔黄腻。

【方解】受伤后瘀血化热,复感湿热之邪,湿热注于筋骨,则筋骨疼痛,着于下肢,则见足膝灼热,红肿疼痛;湿热不攘。筋脉弛缓,则病痿症;湿热为患,则必然小便短黄,舌苔黄腻。

方中黄柏苦寒,苦以燥湿,寒以清热,且偏入下焦;苍术甘温,善能燥湿,两药相伍,合呈清热燥湿之效,使热祛湿除,诸症自愈。

【应用】本方尚可用于湿热下注所致之湿热带下或下部湿疮。

第六节　理血止血剂

这类方剂为具有清热凉血、化瘀止血功效的一类方剂。适用于损伤出血或内伤热迫血行的各种出血症,如吐血、衄血、咳血,或便血、尿血,或皮肤青紫、斑点成片,或内脏出血。理血止血剂以当归、生地、丹皮、藕节等凉血止血药为主,配以清热的黄芩、黄连、栀子,止血的仙鹤草、侧柏叶、荆芥炭、蒲黄,化瘀的丹参、三七等组成。

血有喜温恶寒的特性,如出血不多,症见紫黑血块,应佐以活血化瘀之品,切不可凉血太过,以防瘀血内停;出血较多,宜补气摄血。另外,凡上部出血者,忌用升麻、桔梗一类的升提药;凡下部出血者,忌用厚朴、枳实一类的沉降药。

这类代表方剂有凉血地黄汤、小蓟饮子、四生丸等。

凉血地黄汤(《医宗金鉴》)

【组成】生地9 g　元参3 g　当归4.5 g　黄芩9 g　黄连4.5 g　生栀子3 g　甘草3 g

【用法】水煎服。

【功效】清热凉血,理血止血。

【主治】跌打损伤,血热妄行。症见吐血、衄血,或体内出血不止,舌红脉数。

【方解】原书云本方治"血箭"、"毛孔射出血",是心火炽盛,迫血妄行所致。今用于跌打损伤而致出血属热盛迫血妄行者,治以凉血止血之法。

方中生地、元参、当归清热凉血、滋阴降火,且能引血归经,为君药;黄芩、黄连、栀子、甘草清热解毒,为本方之臣药。君臣共用,泻火滋水,两法合方,共增凉血止血之效。

【应用】凉血,加丹皮、旱莲草;泻火,加大黄;便血,加地榆、槐花。均可加三七以增强止血之功。

小蓟饮子(《济生方》)

【组成】生地黄30 g　小蓟15 g　藕节9 g　蒲黄9 g　当归6 g　木通9 g　滑石15 g　甘草6 g　淡竹叶9 g　山栀子9 g

【用法】水煎服。

【功效】凉血止血,泻火通淋。

【主治】下焦结热。症见尿血、小便淋涩不得利,兼尿道热痛、口渴心烦、舌尖红、苔薄黄、脉数有力。

【方解】尿血、小便淋涩不利为本方主症,可以确定病变部位;尿道热痛、口渴苔黄、脉数有力、则属热象,故本方所为下焦结热机理。本方体现了凉血与泻火合用的组合形式,对尿、血有较好疗效。

方中生地、小蓟、藕节、蒲黄凉血止血,为君药;当归活血祛瘀,使凉血止血而无瘀滞之弊,木通、滑石、甘草泻火通淋,共为臣药;淡竹叶清心、山栀子清肝,共为佐药。诸药合用,共生凉血止血为主、泻火通淋为辅之方义。

【应用】可用于慢性肾盂肾炎急性发作、血尿明显者。

四生丸(《妇人良方》)

【组成】生侧柏叶12 g　生地黄15 g　生荷叶9 g　生艾叶9 g

【用法】水煎服,或将生药捣汁服,或将药末等量为丸;每次服6~12 g,每日3次。

【功效】凉血止血。

【主治】损伤出血或血热妄行。症见吐血、衄血,血色鲜红,口干咽燥,舌红或绛,脉弦数。

【方解】因损伤或血分有热,迫血妄行,则吐血、衄血,且血色鲜红,脉数有力;热伤津液,故见口干咽燥,舌红或绛。治当凉血止血为主,佐以滋阴。

方中柏叶凉血止血,为君药;生地清热凉血,助君药加强止血之效,并能养阴生津,以兼顾伤阴之象,为臣药;荷叶、艾叶止血散瘀,为佐使药。诸药合用,共起凉血止血作用,使热清血宁,则吐血、衄血可止。

【注意】(1)无血热者慎用。

(2)中病即止。

仙鹤草汤(《伤科学》)

【组成】仙鹤草60 g　侧柏叶15 g　干藕节15 g　蒲黄(炒)15 g　荆芥炭15 g　丹参15 g　参三七2 g　车前子15 g　茯苓15 g

【用法】水煎服。

【功效】止血祛瘀。

【主治】创伤后肺胃出血不止以及头部内伤血肿、水肿。

【方解】创伤之后,出血不止,治疗以止血为当务之急。仙鹤草、侧柏叶、藕节、蒲黄、荆芥炭同用功专止血,为本方之君药;丹参、三七止血化瘀,使血止而无留瘀之弊,为方中之臣药;车前子、茯苓利水消肿,为本方之佐药。

三七伤药片(经验方)

【组成】参三七、雪上一枝蒿、红花、扦扦活等

【用法】日服3次,每次3片。

【功效】活血祛病,定痛止血。

【主治】各种急慢性扭伤、挫伤、关节痛、神经痛及软组织跌打损伤等。

小　结

理血祛瘀剂的功效,总体来说,一方面是活血祛瘀,另一方面是清热止血。理血祛瘀剂具有攻下逐瘀、行气消瘀、祛瘀血、活血止痛、清热散瘀和理血止血等功效。理血祛瘀剂分类代表方见表3-1-1。

表3-1-1　理血祛瘀剂分类

分　类	适应证	代表方
攻下逐瘀	损伤早期,蓄瘀之里热实证	大成汤,桃仁承气汤,复原活血汤
行气消瘀	损伤早期,气滞血瘀,不必攻下或不宜攻下	制香片,活络效灵丹,复原通气散,顺气活血汤
祛瘀血	气血凝滞	桃红四物汤,复原活血汤 血腑逐瘀汤,消肿止痛汤
活血止痛	损伤早、中期,疼痛	活血止痛汤,合营止痛汤,消肿止痛汤
消热散瘀	损伤早期	清心汤,清上瘀血汤
理血止血	损伤出血症	凉血地黄汤,小蓟饮子,四生丸

(熊若虹)

97

第二章 开窍活血剂

凡以开窍与活血药物为主具有开窍活血作用,以治瘀血攻心、神昏窍闭证的方剂,统称为开窍清血剂。

开窍法一般分为温开和凉开两种。温开法常用于寒湿痰浊阻塞心窍、神智昏迷的闭证以及由于跌打损伤所致的气乱血瘀、阻塞心窍、脑迷神昏的实证。凉血法又称清心开窍或清热开窍法,适用于温热病引起的闭证,也适用于跌打损伤重症属于瘀热郁结、闭塞心窍者。

开窍活血剂有祛瘀开窍、行瘀苏气、活血散结和续筋接骨的功效。适用于跌打损伤所致之气闭昏厥和瘀血攻心之昏厥。症见昏迷厥倒、牙关紧闭、两手握固、二便不通。这类方剂还可用于较轻头部损伤后,头昏、呕吐等。

方剂以麝香、当归、乳香、儿茶、大黄、血竭等开窍活血药为主,或配以行瘀苏气之苏叶、荆芥,或配以辛香走窜之冰片、苏合香、石菖蒲,或配以接骨续筋之骨碎补、自然铜、地鳖虫等。

这类方剂偏于活血走窜,只宜于邪盛气实、跌扑损伤重症急救用,若气血不足、阴阳失调而致昏厥者,则非这类方剂所宜。这类方剂配以利水药使用,效果更佳。开窍药性多走窜,易引起流产,故孕妇慎用。开窍剂的剂型,多为丸散成药,以便急救时立即应用。给药方式可用温饲,不宜加热煎服。神智昏迷病人,口服易误入呼吸道而发生事故,故应改变给药方式。

这类方剂代表方剂有黎洞丸、夺命丹、生脉散、回生丹等。

黎洞丸(《医宗金鉴》)

【组成】麝香6 g　冰片6 g　阿魏30 g　牛黄6 g　天竺黄60 g　大黄60 g　血竭60 g　参三七60 g　山羊血15 g　乳香60 g　没药60 g　儿茶60 g　雄黄30 g　藤黄60 g

【用法】上药共研细末,加炼蜜20%～30%和黄蜡18 g同烊化,打和为丸。每料成丸640粒,每次服0.5～1丸,温黄酒或温开水送服。外用,醋磨敷患处或茶卤磨涂。

【功效】开窍活血,豁痰止痛。

【主治】跌打损伤,瘀血凝滞。症见剧烈疼痛,有如锥刺、刀劈、石压,目睛发胀,睡卧不宁,恶心、呕吐、烦躁不安,甚则神昏谵语,哭笑失常,昏晕不省,舌红或有瘀点,苔黄或腻,脉弦涩。

【方解】跌打损伤,血不归经,瘀血留积,轻则血瘀经脉,疼痛剧烈;重则上攻心窍,神明失主,神昏谵语,不省人事。

方中麝香开窍醒神,冰片、阿魏加强麝香开窍醒神之功;牛黄、天竺黄开窍豁痰,清心解毒,本组药物为针对瘀血攻心、窍道闭阻而致神昏谵语所致。大黄、血竭、三七、山羊血、乳香、没药逐瘀止痛;儿茶、雄黄、藤黄清热解毒,本组药物为针对瘀阻经络、脉道不通而致剧烈疼痛所设。两组药物配伍成方,以增开窍醒神、祛瘀止痛之功。

【应用】尚可用于痈疽疮毒等症。

【注意】药有毒,不可过量。孕妇忌服。

夺命丹(《伤科补要》)

【组成】麝香1.5 g　大黄90 g　儿茶15 g　归尾90 g　桃仁90 g　红花15 g　乳香30 g 没药30 g　血竭15 g　地鳖虫4.5 g　骨碎补30 g　朱砂15 g

【用法】共为细末,黄明胶熟化为丸,朱砂为衣。每服1丸,陈酒冲服。

【功效】开窍活血,接骨续筋。

【主治】跌打损伤,瘀血内攻。症见昏迷不省人事,或烦躁不宁、神昏谵语、如见鬼状,哭闹呼叫,或作惊厥,舌红脉弦。

【方解】跌打损伤,筋断骨折,血离经脉,瘀血内积,上攻心窍,神明失主,则烦躁不宁,神昏谵语。

方中麝香开窍醒神,兼能活血,为君药;大黄泻下逐瘀,儿茶凉血止痛,归尾、桃仁、红花、乳香、没药活血祛瘀,通经止痛,诸药同呈通经祛瘀之功,与接骨续筋之血竭、地鳖虫、自然铜、骨碎补共为臣药;朱砂安神定志为佐。诸药合用,共奏开窍活血之功。

【应用】可用于头部受伤昏迷、骨折早期瘀血攻心以及一切重伤险症、脏腑蓄瘀危急之候。

【注意】孕妇忌服。

生脉散(《千金要方》)

【组成】人参　麦冬　五味子

【用法】水煎服。

【功效】益气养阴,生津敛汗。

【主治】跌打损伤,气阴两虚。症见跌打损伤后,发热体倦、气短懒言、眩晕少神,或汗多作渴,或渴后睡卧不宁、发热烦躁、口干舌燥脉虚。

【方解】跌打损伤后,耗血伤津,气亦随之散失而成气耗阴伤之证。肺主气,肺之气耗,则身体倦怠,气短懒言,眩晕少神,自汗频频。心主血,心阴伤则口干舌燥,心烦而渴,脉来虚弱。气虚而虚阳浮越及阴虚燥热均致发热之象。

人参益心气,生津液,《本经》谓其能"补五脏,实精神,定魂魄,止惊悸",可见本品的强心作用,早为古人肯定,为本方之君药;麦冬养阴增液,五味子益气生津,两药为辅,对气阴两虚的心衰,可谓合拍。诸药为伍,共呈强心、养心、安神作用。

【应用】(1)加减应用:凡心肺气耗、津伤之证,均可使用,效果颇佳。如暑热汗多耗气伤液所致之体倦气短、咽干口渴、脉虚细,或久咳肺虚气阴两伤之呛咳少痰、气短自汗、口干舌燥、苔薄少津、脉虚数或虚细。

人参换用西洋参,则养阴生津之力更强。

汗出过多,小便赤涩,慎勿用利水药以重亡津液,宜用本方加黄芪、当归。

小便点滴而少,右寸脉独数,此肺阴不足,气化不及州都,本方去五味子,重加紫菀。

(2)近代应用:各种原因所致之气阴两虚之心衰。症见心悸、气喘,动则尤甚,神倦晕眩,心烦失眠,舌红少苔,脉象细数,用之合拍。

近代实验及临床研究均表明,生脉散有显著的增强肌力作用,能增强心肌收缩力和收缩幅度,对血管也有一定扩张作用,从而能显著增强心脏泵血功能。对正常健康心脏,本方的强心效果则弱或无。实验还表明,本方有显著扩张冠状动脉的作用,增强机体耐缺氧能力;对缺血心脏和急性心肌梗塞有显著的保护作用。能减轻心肌的损害,加速其修复;能抗心律失常;亦可扩张外周血管。还有良好的抗休克作用,无论是失血性休克,心源性休克,烫伤性休克或内毒素性休克,均有保护效果。本文还具有广泛的免疫药理活性,能显著兴奋垂体—肾上腺皮质功能;促进心肌细胞的合成代谢。

【注意】暑病热炽,气阴未伤者及表邪未解而咳者,禁用本方,误用有闭门留寇之患。

回生丹(成都体院方)

【组成】麝香1 g 土鳖虫40 g 自然铜20 g 血竭15 g 巴豆霜15 g 朱砂15 g

【用法】上药共研细末,成人每服0.4~0.6 g,小孩每服0.1 g~0.2 g,酒服,最多只能服1~2次。

【功效】开窍活血,通便止痛。

【主治】外伤性昏厥,或重伤后大便不通、心慌或昏迷不醒者。

【方解】跌打损伤,瘀血阻窍,腑气不通,故见昏厥或大便不通、心慌、昏迷不醒。

麝香辛温、开窍、避秽、通络、散瘀,《本草经疏》说"其香芳烈,为通关利窍之上药",为本方之君;土鳖虫、自然铜、血竭行气活血、化瘀止痛,巴豆霜逐水通便,共为本方之臣;朱砂安神去惊,为佐。诸药同用,使经脉的阻塞以及心窍的气滞血瘀,均得以通利而心窍得开,神志昏迷者得以苏醒,生命得以挽回,故名"回生丹"。

【注意】(1)服后有肠鸣现象,解小便或大便,即停药。

(2)孕妇,妇女月经期,伤势不重、大便正常者均忌用。

苏气汤(《伤科汇纂》)

【组成】乳香3 g 没药3 g 大黄3 g 桃仁14 枚 丹皮9 g 当归15 g 白芍15 g 山羊血1.5g 羊踯躅15 g 苏叶9 g 荆芥9 g

【组成】水煎服。

【功效】苏气活血。

【主治】跌扑损伤之气闭昏厥。症见昏厥不苏。

【方解】跌打损伤,心中惊恼,气血错乱,上壅心君,心窍闭阻,昏厥不苏。

乳香、没药祛瘀止痛;大黄、桃仁、丹皮、当归、白芍、山羊血通络活血,共为本方之君;羊踯躅、苏叶、荆芥行气散结,为本方之臣。

安宫牛黄丸(《温病条辨》)

【组成】牛黄30 g 栀子30 g 黄芩30 g 黄连30 g 犀角30 g 珍珠15 g 雄黄30 g 朱砂30 g 金箔适量 郁金30 g 冰片8 g 麝香8 g 蜂蜜适量

【用法】为极细末,炼老蜜为丸,每丸3 g。金箔为衣,蜡护。大人病重体实者,日再服,甚至日3服;小儿服半丸,未醒者,再服半丸。

【功效】清热解毒,开窍镇痉。

【主治】跌打损伤重症、神昏痉厥者。症见神昏谵语、身热、烦躁不安等症。

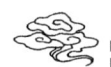

【方解】跌打损伤,清窍闭阻则神昏;意识乱则谵语;热盛则身热烦躁不安。牛黄清心解毒,安神定惊,豁痰开窍,一药而三法具备,自然为本方之君药;栀子、黄芩、黄连、犀角、珍珠、雄黄助牛黄清热解毒,朱砂、金箔助牛黄安神定惊,郁金、冰片、麝香为强有力的芳香开窍、醒脑回苏药,且有透达病邪的作用,共为臣药。君臣为伍,清热解毒,开窍安神,最后,使以蜂蜜,和胃调中。

【应用】(1)加减应用:本方用于跌打损伤重症神昏痉厥者,必与活血化瘀药配伍运用。本方为清热开窍的重要方剂,凡是神昏谵语属热邪内陷心包,痰热闭阻者,均可使用。

(2)近代应用:本方可用于流行性脑脊髓膜炎、乙型脑炎、尿毒症、肝昏迷、脑血管意外等病,证见身热烦躁、神昏谵语者。

紫雪丹(《外台秘要》)

【组成】寒水石1 500 g 石膏1 500 g 犀角150 g 羚羊150 g 玄参500 g 火硝96 g 芒硝5 000 g 滑石1 500 g 升麻500 g 甘草240 g 木香150 g 沉香150 g 丁香30 g 麝香115 g 黄金3 100 g 磁石1 500 g

【用法】本方已有成药出售。口服,1次1.5~3 g,1 d 2次。小儿酌量。

【功效】清热开窍,熄风解痉。

【主治】跌打损伤,热邪内陷,气血两燔,清窍闭阻。症见神昏痉厥、高热口渴、唇焦齿燥、尿赤便秘、舌绛无苔、昏狂谵语,甚至四肢抽搐。

【方解】此属气血两燔、清窍闭阻之证。气分热盛,故见高热不退;津液受伤,故见口渴、唇焦、齿燥、尿赤、便秘;心主营血,开窍于舌,热邪内陷心包,营分有热,则舌绛无苔;清窍闭阻,故神昏谵语;热劫营阴,肝风内动,故四肢抽搐。

方中寒水石、石膏清气分之热,犀角、羚羊角、玄参清营凉血、熄风解痉,共为君药;火硝、芒硝泻火通便,导邪热从大便而出,滑石清热湿热,导邪热从小便而出,升麻、甘草清热解毒,共为臣药;君臣为伍,共呈气血两燔,熄风解痉之功;佐以木香、沉香、丁香、麝香以芳香开窍,疏泄郁火;黄金、朱砂、磁石以镇,合安神。

【应用】(1)加减应用:清热开窍、熄风解痉之力较强,凡热邪充斥内外,气血两燔,症见高热神昏,小儿高热抽搐,小儿麻疹、热毒内盛、疹紫红、高热喘促、昏迷等症都可加减应用。

(2)近代应用:可用于流行性脑脊髓膜炎、乙型脑炎、斑疹伤寒、猩红热等病。症见高热烦躁、神昏痉厥、出血或斑疹的患者。

苏合香丸(《和剂局方》)

【组成】苏合香30 g 安息香60 g 麝香60 g 冰片30 g 朱砂60 g 犀角60 g 香附60 g 丁香60 g 沉香60 g 檀香60 g 荜茇60 g 乳香60 g 木香60 g 白术60 g 河黎勒60 g

【用法】本方有成药出售。口服,1次1丸,1 d 1~2次。

【功效】芳香化浊,开窍醒神。

【主治】中风、中气或感受时行瘴疠之气。症见突然昏倒,牙关紧闭,不省人事;或中寒气闭,心腹突然绞痛,欲吐不得吐,欲泻不得泻,甚至昏厥;或痰涌气阻,突然昏倒,兼见面白唇紫,痰涎实盛,四肢不温,苔白滑腻,脉沉滑。

【方解】适用于闭证之属寒者,为温开、治寒闭的代表方。由于寒痰秽浊,阻滞气机,蒙蔽清窍,则致猝倒无知;牙关紧闭,秽浊阻滞气机,升降失调,则欲吐不得,欲泻不能;脉沉滑,则均为"阴闭"之象。

苏合香、安息香、麝香、冰片芳香化浊,开窍醒神,尤麝香、冰片能走窜经络,上下表里,无所不能,朱砂镇心安神,犀角清心解毒,诸药或开窍或安神,共呈芳香化浊,开窍醒神功效,为本方之君药;木香、香附、丁香、檀香、沉香、荜茇行气开郁,乳香活血行滞,白术健运脾胃,助诸香药运化输布于全身,诸药调畅脏腑气机,增强芳香化浊效力,为本方之臣药;诸药皆散,独佐一味涩敛之河黎勒,起预防诸香走窜太过之力。

【应用】用于治疗跌打损伤、瘀血夹逆气上冲脑而晕厥者,需加入化瘀逐腑,引血下行之大黄、牛膝、红花、桃仁之类,才能起到化瘀开窍,清脑醒脑作用。

【注意】(1)香窜走泄,有损胎气,孕妇慎用。

(2)对于脱证,非本方所宜。

小　结

黎洞丸、夺命丹、回生丹和苏气汤均有活血化瘀,开窍醒神之功,以治跌打损伤、瘀血上攻,心神失主之昏厥症。黎洞丸、回生丹和夺命丹功偏逐瘀开窍,用治跌打损伤,气血逆乱,瘀血攻心,此症多见于头部内伤或其他部位损伤之危重者。其中黎洞丸解毒散结之力较强,用于治疗跌打损伤,昏晕不省及一切无名肿毒等症;回生丹通便止痛之功较优,专治一切跌打损伤所致之心慌、昏厥而兼腑气不通者;夺命丹以接骨续筋为良,用于治一切重伤险症、脏腑蓄血危急之候。苏气汤功偏活血苏气,用治骤然损伤,气机逆乱,气闭昏厥症,此症多见于坠堕致伤者。另外,生脉散功专跌打损伤所致气阴两虚之心悸。

（熊若虹）

第三章　接骨续筋剂

这类方剂为祛瘀生新、促进骨折愈合和损伤修复的治疗方剂。具有活血散结、接骨续筋、利水消肿、解毒止痛之功效。适用于跌打损伤、骨折筋伤之中期,骨位已正,筋已理顺,但骨未连接,残瘀仍阻滞脉络,局部血行不甚畅旺。症见疼痛,痛有定处、微肿等症。

这类方剂以接骨续筋药为主,如自然铜、古铜钱、骨碎补、土鳖、螃蟹、鹰骨、鹗骨、猴骨、犬骨、猫骨等;兼以活血祛瘀、行气止痛之血竭、乳香、没药、当归、红花、苏木等;或通脉行气之麝香、丁香、降香;或通经散结之马钱子、地龙、巴豆、川乌等。这类方剂的使用必须在骨位已正、筋已理顺、肿痛大体消散后用。

这类方剂代表方有正骨紫金丹、接骨丸等。

正骨紫金丹《医宗金鉴》

【组成】秦归80 g　白芍80 g　川红花40 g　熟大黄40 g　血竭40 g　丁香40 g　广木

香 40 g　儿茶 40 g　牡丹皮 40 g　莲米 80 g　甘草 8 g　茯苓 80 g

【用法】共研细末,炼蜜为丸,9 g 1 丸,或水泛为丸。每日 2 ~ 3 次,蜜丸 1 次、1 丸 1 次,水丸一次 2 ~ 5 g,开水或黄酒或童便吞服。

【功效】生血活血,健脾生肌,接骨续筋。

【主治】各种类型骨折、关节脱位,肌肉韧带伤,半月板损伤,关节劳损等。

【方解】方中秦归、白芍入肝,行血活血,柔肝补血,红花、大黄、血竭活血化瘀,共为君药;丁香、木香行气解郁,使气血为之畅达,瘀血得以解除,为臣药;儿茶、丹皮清肝以解血热;莲米、甘草、茯苓健脾胃。使中气得以宣畅,虽方中有碍脾胃之品,如大黄、儿茶等,亦不致脾阳受损而食欲有所减退,共为佐药;甘草还可为佐,调和诸药。本方活血化瘀,使气血周流畅达,健脾养胃,使化源旺盛,为损伤之骨、筋、肉等组织的修补创造了条件。

【应用】本方治疗跌打损伤瘀血凝滞作痛,最为可靠。一般新伤,不论骨伤或软组织伤,瘀血不多时可服用,老年人在受伤 2 ~ 3 d 后服用。

【注意】因方中有破瘀药物,能动胎动血,故孕妇、妇女月经期、风湿病者、胃溃疡者等禁用。

一号接骨丸(成都体院方)

【组成】血竭 30 g　熟大黄 30 g　红花 30 g　丹皮 15 g　土鳖 30 g　儿茶 30 g　丁香 30 g　木香 30 g　自然铜 30 g　莲肉 60 g　茯苓 60 g　甘草 9 g　当归 60 g　白芍 60 g

【用法】共研末,炼蜜为丸。每丸 2 ~ 3 g,每日 2 ~ 3 次,每次 2 ~ 3 g。

【功效】生血活血,接骨续筋。

【主治】广泛用于一切筋骨损伤后,肿痛减轻,筋骨已为手法理顺或接正者。

【方解】筋骨损伤后,经过正骨手法,筋骨已为手法理顺或接正,此时用接骨之品使伤骨逐渐恢复。

方中血竭、大黄、红花、丹皮、土鳖,活血行瘀;儿茶止血生肌,俾瘀血行则痛消;丁香、木香行气,气行则血行。自然铜"消瘀血,续筋骨",配入本方重在接骨理损;莲肉、茯苓、当归、白芍补血,使气血得补,亦有助于筋骨的恢复。

本方为"正骨紫金丹"加入自然铜、土鳖虫而成,旨在强血生新作用,促进骨折迅速愈合。据本方组成看,它具有下列作用的药物:一为活血祛瘀,使气血流畅,脉络通达,骨、筋腱、肌肉等组织得到充分营养,损伤的骨、筋、肌肉组织才能得到修复;二为使用直接作用于骨、筋药物自然铜、土鳖以加强接骨续筋力量。这样整体治疗与局部治疗相结合,既辨证又辨病,此本方的精义所在。

【应用】本方尚可用于骨质疏松脱钙之症。

【注意】因方中有破瘀药物,能动胎动血,故孕妇、月经期妇女、风湿病者、溃疡病者禁用。

二号接骨丸(成都体院方)

【组成】土鳖虫 20 g　月季花 40 g　合欢皮 20 g　当归 20 g　鸡血藤 40 g　广木香 8 g　制首乌 40 g　白芨 20 g　骨碎补 20 g

【用法】炼蜜为丸,每丸 6 g。每日 2 ~ 3 次,每次 6 g,开水送服。

【功效】行气活血,补骨续筋。

【主治】用于骨折后骨痂久不形成,脱钙,韧带伤后松弛。

【方解】骨痂日久不形成有各种原因,根据本方审药测症,是肝血不足而又血脉瘀滞,骨髓失于营养所致,故应用活血化瘀之品,且补肝阴,肝血为治。

方中土鳖化瘀行滞;月季花芳香甘温,入肝,活血调经,治跌打损伤,能散瘀消肿,并能治由于气血阻滞的筋骨疼痛;合欢皮甘平,入肝,解郁、活血、宁心、消肿痛,治跌打损伤,内服外用无不适宜,为调肝经、理气血的平和药;当归、鸡血藤活血、补血;木香调气止痛。诸药协同,则活血祛瘀之力迅速增强,无经不通,无络不畅,再兼重用制首乌补肝阴肝血,使骨髓得养,精血得生,骨痂固而得长;白芨、骨碎补补肝肾、强筋壮骨。综观本方,各药都是入肝,或补肝或调肝,故为治骨痂久不生长的常药。

【应用】本方尚用于新韧带伤和关节脱位。

三号接骨丸(成都体院方)

【组成】鸡蛋壳150 g 三七50 g 当归40 g 制首乌75 g 白芨75 g

【用法】作蜜丸,每丸重6 g。每日服2~3次,每次1丸,开水送服。

【功效】生血活血,增强钙质。

【主治】用于跌打损伤、骨折、脱钙,对于佝偻病及骨折患者合并有泛酸、嘈杂、胃痛症者尤为适宜。

【方解】鸡蛋壳增加钙质,为本方之君。三七甘、苦、温,善于止血,且止中兼散,一物而两性,化瘀血而不伤新血,止血而不留瘀,内服,外敷均可,为理血妙品,治跌打损伤的要药;合活血、行血、生血之当归以推陈出新,畅通血管;合肝肾之制首乌以益肝血、养肾经、壮筋骨;白芨多用以止血、生肌、敛疮而补肺,便往往认为性黏多脂,收而凝滞,实则本品苦凉而辛甘,敛中有散,用于虚中夹热,久不生肌敛口者,正是妙品,与首乌共为补阴要药,诸药同为臣药。辨病用药与辨证用药相结合是本方的特点。

【注意】便秘者慎用。

双龙接骨丸(成都体院方)

【组成】龙骨20 g 白地龙20 g 脆蛇40 g 乳香40 g 没药40 g 茯苓40 g 朱砂20 g 自然铜40 g 土鳖60 g 秦归80 g 血竭40 g 苏木40 g 熟大黄40 g 牛膝40 g 广木香40 g 白芍40 g 续断40 g

【用法】炼蜜为丸或作水丸,每丸重6 g,朱砂为衣。每日2~3次,每次6 g用开水或酒吞服。

【功效】生血活血,增强骨质,通经络,调气血,安神镇痛。

【主治】骨折后骨痂不易形成,脱钙,半月板损伤。

【方解】本方重在生血、活血、续骨。龙骨续骨、补骨质、镇惊安神。白地龙咸寒,清热平肝,止喘通络。脆蛇咸平,散瘀祛风,接断骨。乳香、没药、茯苓、朱砂安神镇痛。自然铜续骨、补骨质。土鳖、秦归、血竭、苏木、熟大黄、牛膝活血化瘀。木香行气。白芍、续断入肝续筋。诸药配伍应用,起到调气血、通经络、安神定志、促进骨质生长的作用。

【注意】(1)服药后勿食冷食。

(2)龙骨味涩性敛,有瘀血者慎用。

（3）朱砂有毒,宜慎用。

（4）孕妇忌服。

<h3 style="text-align:center">八厘散《医宗金鉴》</h3>

【组成】红花6g　苏木3g　乳香9g　没药9g　血竭9g　麝香0.3g　丁香2g　番木鳖（去毛）3g　自然铜9g（火煅,醋淬7次）　米两钱3g

【用法】研末。每次用0.5g,每日服1~2次,温酒或童便送下。

【功效】活血止痛,散瘀接骨。

【主治】跌打损伤,骨折瘀血作痛。

【方解】方中红花、苏木、乳香、没药、血竭活血祛瘀。麝香、丁香、番木鳖行气通络,消肿止痛,以增祛瘀生新之功。自然铜、米两钱散瘀止痛,接骨续筋。本方较"七厘散"多一组接骨理损的米两钱、自然铜、镇痛的番木鳖,故对筋断骨折,疼痛较甚尤宜。

<h3 style="text-align:center">小　结</h3>

损伤中期,瘀血未尽,经脉欠通,筋骨接续未固者,均可用接骨续筋剂,使瘀血消散、筋骨接续。本章所述6首方剂均有接骨续筋、祛瘀止痛之功,可治骨折筋断和疼痛诸症。正骨紫金丹生血活血,健脾生肌,续筋接骨;一号接骨丸功同正骨紫金丹,但接骨续筋之力更强;二号接骨丸用于肝血不足而又血脉瘀滞,骨髓失于营养所致之骨痂久不形成;三号接骨丸重在直接增加钙质;双龙接骨丸尚有安神定专、祛风通络之功;八厘散接骨续筋之力稍逊,而行气活血之功较优,对骨折损伤的早、中期瘀血疼痛较甚者均可应用。

（熊若虹）

<h1 style="text-align:center">第四章　强筋壮骨剂</h1>

强筋壮骨剂是补益法在伤科治疗中的具体运用。

在损伤后期,气滞血瘀已清除,骨已续复,但在骨不健、筋不壮、功能尚未完全恢复,而表现出筋骨痿软、无力或疼痛诸症之时使用之方剂。

其原因多为损伤所致气血虚弱、脾胃不足、肝肾亏损等,故临证时,酌情补气血、强筋骨,或补筋骨,或补肝肾、强筋骨。

<h2 style="text-align:center">第一节　益气养血强筋壮骨剂</h2>

这类方剂是补益气血以濡养筋骨之方剂。跌打损伤病人,因损伤而致气血耗损或体质虚弱而形成虚证,以致筋骨不强、损伤难愈,必须采取补气血强筋骨之剂,以调整或改善机体生理功能,增强机体自身修复能力。

这类方剂功效为益气养血。适用于损伤后期气血亏损、筋骨萎弱者,如气短懒言等。

这类方剂代表方有加味八珍汤、加味补中益气汤、人参紫金丹等。

加味八珍汤（成都体院方）

【组成】黄芪20 g　续断15 g　党参12 g　茯苓15 g　白术15 g　炙甘草6 g　熟地黄15 g　当归15 g　白芍15 g　川芎8 g

【用法】水煎服，或蜜丸，每丸4 g，每日2～3次，每次1～2丸。

【功效】益气养血，强筋壮骨。

【主治】骨折后期气血两亏、形体消瘦、面色萎黄以及骨折愈合迟缓。

【方解】本方用于治疗气血虚弱、肝肾不足的骨折后期病人。黄芪补气为君。续断入肝肾，补肝肾，续筋骨，调血脉；四君子汤补气健脾；四物汤补血调血，共为臣药。

八珍汤气血两补，正气健旺，不但抗病能力增强，而对筋骨伤损的修复能力也随之提高。八珍汤是一般补气补血的方剂，使用于筋骨伤折之虚弱病人尚嫌力量不足，本方加入黄芪、续断，一则大补气血，肝肾的力量增强；再则入肝肾的药物增多（如当归、川芎、白芍入肝，熟地黄，续断入肝肾），如此，则药方更能集中肝肾，发挥其补益肝肾的作用，因此，气血、肝肾虚弱病人的形体消瘦、面色萎黄以及骨折连接迟缓诸症，都随之得到治疗。

加味补中益气汤（成都体院方）

【组成】黄芪20 g　党参15 g　白术15 g　炙甘草5 g　当归12 g　陈皮4 g　升麻4 g　柴胡4 g　补骨脂12 g　菟丝子15 g

【用法】水煎服。或蜜丸、水丸，每次服6 g，每日2次。

【功效】益气升阳，调补脾胃，补益肝肾，强筋壮骨。

【主治】(1)骨折后期病人，因气虚下陷，腰腿酸软无力而又脾胃虚损，食欲不振者。

(2)习惯性脱位，而又证见中气不足，如脱肛、子宫下垂、气虚生热、动则气喘、不思饮食、四肢困倦者。

【方解】补中益气汤加补骨脂、菟丝子即成本方。补中益气汤能补益中气而升阳，故治脾胃气虚，食少神疲，畏寒自汗；或见发热，脉虚大无力，渴喜热饮，少气懒言，舌淡苔白，中气下陷，内脏下垂（包括子宫下垂、脱肛等）以及小便失禁，妇女崩漏，属于气不摄血等。凡属阳气不升，气虚不固以及因气虚无力排出浊邪者，都可用补中益气汤加减治疗。

本方中之黄芪、党参、白术、炙甘草补气，当归活血，使气固血脉流畅而更加旺盛；陈皮补气而不致壅塞；升麻、柴胡使下陷之气因之而举发上升，元气得以输布全身，补中益气汤诸药为君。补骨脂辛温入肾，补肾助阳，治肾虚冷泻遗尿滑精，腰腿酸软疼痛；菟丝子辛甘性平，入肝、脾、肾三经，能补肝肾、益精髓，治腰腿酸软疼痛，辛而不燥、补中有通、滋而不滞、性平不猛，为补肝肾药中之纯品，此二味药使补中益气汤之补气升陷之力，因之而引入肝肾下焦，发挥升阳补气作用，故既为臣药，亦为使药。综观本方，补中气、益脾胃、增强化源之本，元气得以充沛，并输布全身，故名加味补中益气汤。

人参紫金丹（《医宗金鉴》）

【组成】人参9 g　五加皮60 g　五味30 g　甘草24 g　茯苓6 g　丁香30 g　当归酒洗30 g　骨碎补30 g　没药(去油)60 g　血竭30 g

【用法】共为细末,蜜丸,或做水丸。每服6g,早晚淡黄酒化服,或开水送服。

【功效】提补元气,健壮脾胃,止渴生津,舒筋活血,强筋壮骨。

【主治】伤后体弱,食欲不振,精神不爽。

【方解】人参益气生津,气阴两补,意在着重补气提神;五加皮益气,且能祛风湿;五味子益气生津止渴,且有敛肺作用,使气阴不致耗散;甘草既能和中益气,又能合茯苓利水益脾;丁香行气健脾,诸上药配伍,共同达到补气益神、健壮脾胃、生津止渴作用。当归行血活血,骨碎补补肾活血,且有止血作用,补中有活,活中有止,最擅骨损诸病。没药通利血脉,血竭散瘀定痛,即祛瘀行血,又补肾接骨,补中有敛,敛中有通,既不偏温,又不偏于寒凉呆滞,实为体弱损伤病人所宜用的良方。

和营养卫汤(《伤科补要》)

【组成】人参 白术 茯苓 甘草 陈皮 黄芪 当归 防风 桂枝 白芍(原方无剂量)

【用法】加姜、枣,水煎服。

【功效】补气生血,和营养卫。

【主治】损伤后期,气血两虚。症见关节活动无力,肌肤麻痹,面色苍白,舌淡,脉弱。

【方解】方中异功散补脾气以生肌肉;当归补血汤补气生血以和营;玉屏风散益气固表以养卫;桂枝汤调和营卫,共奏补气血、和营卫之功。

十全大补汤(《太平惠民和剂局方》)

【组成】人参8g 茯苓8g 白术10g 炙甘草5g 熟地15g 川当归10g 白芍8g 川芎5g 肉桂8g 黄芪15g

【用法】加姜、枣,水煎服。

【功效】气血两补。

【主治】损伤后期,气血虚弱。

【方解】四君子汤补气健脾;四物汤补血调肝,共同体现八珍汤之功效。肉桂、黄芪体现温补之意,共为十全大补。

第二节 调补脾胃强筋壮骨剂

这类方剂为健运脾胃功能,促进气血生化之源的方剂,功效重在健运脾胃,采取调补脾胃之法,使得脾胃运化复职,祛除湿滞,生化气血,促进伤处早日恢复。

这类方剂适用于损伤后期气血亏损,脾胃虚弱,运化失职者。症见食少、便溏、痞满、四肢无力等。

调补脾胃剂以人参、白术、茯苓、陈皮为主,配以调肝的当归、白芍,祛风湿的独活、羌活、苍术、薏苡仁,消食化积的山楂、麦芽、神曲,养心安神的枣仁、远志,理气的木香、砂仁等组成。

本类方剂代表方有健脾养胃汤、健脾除湿汤、人参健脾丸等。

健脾养胃汤（《伤科补要》）

【组成】人参　黄芪　白术　山药　当归　白芍　茯苓　泽泻　陈皮　小茴

【用法】用河水煎服。

【功效】益气健脾，养血和肝，行气渗湿。

【主治】损伤后期，肝脾两虚，湿盛气滞。症见食少腹泻、胸胁作痛、四肢倦怠、食后饱胀、小便不利、舌淡苔白、脉缓而弱。

【方解】损伤后期，脾胃虚弱，运化失司，湿盛气滞，肝失所养，则见食少腹泻，胁痛不舒，四肢无力等症。方中人参、黄芪、白术、山药健脾益气，当归、白芍和肝养血，两组药使肝脾并调，为君药。茯苓、泽泻、陈皮、小茴行气渗湿，使气行湿化，湿化则脾健，脾健则肝亦得养，为臣药。

健脾除湿汤（《中医骨伤科学》）

【组成】炒苍术　炒白术　茯苓　苡仁　防己　独活　羌活　防风　五加皮　姜皮　甘草　威灵仙　（原方无剂量）

【用法】水煎服。

【功效】健脾除湿，祛风通络。

【主治】损伤后期，脾虚湿盛。症见肢体肿胀、疼痛，脘腹作胀，纳谷不香，体倦乏力，大便溏薄，舌淡苔腻，脉濡弱。

【方解】损伤后期，脾胃虚弱。运化失职，风寒湿邪乘虚而入，痹阻经络，则见肢体肿胀作痛，筋骨重痛，喜温畏冷，遇气候变化则关节疼痛加剧。方中苍术、白术健脾燥湿。茯苓化湿益脾，苡仁、防己祛湿舒筋。独活、羌活、防风、五加皮祛风除湿，姜皮、甘草调和营卫。威灵仙祛风湿，通经络，止痹痛。诸药合用，可使风湿除、脾胃健、经络通、痹痛解。

【应用】上肢加嫩桂枝、升麻。下肢加木瓜、牛膝。

人参健脾丸（《证治准绳》）

【组成】人参 45 g　白茯苓 50 g　白术 75 g　甘草 22 g　山药 50 g　陈皮 30 g　木香 22 g　砂仁 30 g　神曲 30 g　麦芽 30 g　山楂 30 g　黄连 22 g　肉豆蔻 30 g

【用法】糊丸或水泛丸，每服 6 ~ 9 g，温开水送下。每日 2 次。

【功效】健脾益气，消食导滞。

【主治】损伤后期，脾虚食积，食积化热。症见食少难消，脘腹痞胀，大便溏薄，舌苔黄腻，脉弱无力。

【方解】此方所治之症，均由脾虚引起。脾虚不运，食滞中焦，阻滞气机，则腹痞胀，脾虚不能运化，则便溏；湿浊泛于上焦则舌苔腻；食积化热故苔黄；证情属虚，故脉弱无力。本方主治虽为虚实兼见证，然虚多实少，治法当以补脾为主，消导食积为辅。方中人参、茯苓、白术、甘草、山药补气健脾，复中焦之健运，为君药；陈皮、木香、砂仁健脾行气，芳香化浊，使君药补而不滞，和君药一起治其本，为臣药；神曲、麦芽、山楂消积导滞，除已停之积；黄连清其微热，肉豆蔻收涩止泻，和神曲、麦芽等一起治其标，共为佐药。诸药合用，消补并行，则中焦健运,积滞得消而诸症可愈。

【应用】证情偏寒,则去黄连之清,加干姜之温。无便溏薄,去肉豆蔻之收涩。挟痰湿者,加半夏燥湿祛痰。

归脾丸(《济生方》)

【组成】人参15 g　黄芪30 g　白术8 g　茯神30 g　远志3 g　酸枣仁30 g　龙眼肉30 g　当归3 g　木香15 g

【用法】加枣、姜水煎服。

【功效】健脾养心,补血益气。

【主治】骨折后期,心脾气血不足。症见心悸健忘、失眠多梦、食少便溏、身倦无力、面色萎黄、舌雁淡、苔薄白、脉虚弱。

【方解】人参、黄芪、白术、甘草入脾,健脾益气,脾气强则生化有源,血可统摄。茯神、远志、枣仁、龙眼肉、当归养血补心安神,心气壮则神自宁。木香理气醒脾,姜枣调和营卫。诸药伍用,使气血双补,心脾同调。

本方所治为心脾两虚,以致气血不足,其治不论益气、生血、摄血,终归于脾,故命归脾汤。

加味归脾丸(《校注妇人良方》)

【组成】归脾汤诸药　柴胡　山栀(原书无剂量)

【用法】煎服。

【功效】益气补血,疏肝清热。

【主治】归脾汤证兼有肝郁化火者。

【方解】归脾汤益气补血。柴胡、山栀疏肝清热。

第三节　补养肝肾强筋壮骨剂

这类方剂为补养肝肾、强壮筋骨之方剂。具有补益肝肾、强筋壮骨,兼滋肾阴、壮肾阳、除痹痛之功效。适用于损伤后期,筋骨虽续、肝肾已虚、肢体功能尚未恢复者。症见筋骨痿软、骨质疏松、腰膝酸痛等。

这类方剂以当归、地黄、白芍、杜仲、人参、川断、菟丝子、枸杞、牛膝、五加皮、补骨脂等补益肝肾的药物为主,配以填补精血的龟板、鹿角胶、虎骨,或滋养肾阴的麦冬、天冬,或温补肾阳的附子、肉苁蓉、锁阳,或补益气血的黄芪、山药、白术,或通经活络、活血止痛的木瓜、川芎、独活等。

这类方剂代表方有补肾壮筋汤、补肾活血汤、壮筋养血汤、抗骨质增生丸、腰痛方、六味地黄丸等。

补肾壮筋汤(《伤科补要》)

【组成】杜仲　牛膝　川断　五加皮　熟地　当归　白芍　山茱萸　茯苓　青皮(原方无剂量)

【用法】河水煎服。

【功效】补益肝肾，强壮筋骨。

【主治】肝肾虚损，习惯性关节脱位等，兼见筋骨痿软、腰膝无力、步履艰难、头目眩晕、形体消瘦、舌淡、脉弱等。

【方解】关节脱位、伤筋及骨折等损伤后期，瘀去骨接，病情近愈，但气血未充，肝肾亏损，故筋骨萎软、腰膝无力、头目眩晕等。筋骨松懈，则关节脱位。

方中杜仲、牛膝、川断、五加皮补益肝肾、强壮筋骨，为君药；熟地、当归、白芍、山茱萸补益肝肾之精血，精血充旺，则筋骨强壮，为臣药；茯苓、青皮益脾理气，以助运化，为佐药。诸药伍用，其奏补肝肾、强筋骨之效。

补肾活血汤（《伤科大成》）

【组成】熟地 10 g　补骨脂 10 g　菟丝子 10 g　杜仲 3 g　枸杞 3 g　山萸肉 3 g　肉苁蓉 3 g　归尾 3 g　没药 3 g　独活 3 g　红花 2 g

【用法】水煎服。

【功效】补肾壮筋，活血止痛。

【主治】损伤后期肝肾虚弱、各种筋骨酸痛无力等症，兼见舌淡苔白、脉细而弱。

【方解】损伤后期，肝肾亏损，筋骨失养，然虚中有实，瘀滞湿阻，经脉不畅，则筋骨酸痛无力，尤以腰部为甚；肝肾亏损，精血不足，故舌淡苔白，脉细而弱。治当补益肝肾、强壮筋骨，佐以活血止痛之法。

方中熟地、补骨脂、菟丝子、杜仲、枸杞、山萸肉、肉苁蓉填补精血，强壮筋，为君药；归尾、没药、独活、红花活血祛瘀，通络止痛，且可监制方中补益之品，以免滋腻之弊，故而既为臣药，亦为佐药。

壮筋养血汤（《伤科补要》）

【组成】生地　续断　杜仲　白芍　当归　红花　丹皮　川芎　牛膝（原方无剂量）

【用法】水煎服。

【功效】壮筋活血。

【主治】肝肾不足，筋络损伤。症见局部肿胀疼痛、活动不灵，或舌边有瘀点、脉沉涩。

【方解】本方系四物汤加味而成，为平补肝肾之剂。跌打闪挫，损伤筋络，瘀滞不行，加之肝肾不足，筋脉失养，则肿胀作痛等。

方中生地、续断、杜仲、白芍、当归补肝肾、强筋骨，红花、丹皮、川芎、牛膝活血脉、行瘀滞。两组药伍用，使瘀滞散，筋骨壮，疼痛止。

抗骨质增生丸（成都体院方）

【组成】熟地黄 45 g　骨碎补 30 g　鹿含草 30 g　狗脊 24 g　鸡血藤 30 g　独活 24 g　海桐皮 15 g　羌活 24 g　焦三仙各 15 g

【用法】作蜜丸，每丸 6 g。每次服 1 丸，每日 2 ~ 3 次。

【功效】补肝肾，强筋骨，祛痹止痛。

【主治】增生性脊柱炎。

【方解】骨质退化性增生,往往发生于四五十岁以上的人。由于肾气渐衰,肾主骨,骨气衰减,骨质发生退化性改变,以致出现增生。好发于足跟及颈、脊、腰、膝关节常易摩擦处。往往因风、寒、湿、热邪侵袭而增剧,故大剂补肝肾的同时,兼治痹证。

方中熟地黄、骨碎补、鹿含草、狗脊补肾;鸡血藤补血祛风,独活、海桐皮、羌活祛风寒湿痹;焦三仙化滞助消化,因为补肝肾药物,味厚性滞,往往碍胃。

【应用】亦用于颈椎病、退行性关节炎、创伤性关节炎和老年跟骨骨刺。

【注意】虽有化滞药物,但究嫌凝滞,故凡外感或滑化不良、胸腹胀满作痛者慎用。

腰痛方(经验方)

【组成】杜仲60 g 山药60 g 毛姜60 g 当归60 g 续断60 g 黄芪60 g 熟地黄60 g 千年健30 g 补骨脂30 g 五加皮30 g 大伸筋30 g 白鲜皮30 g 石蓝藤30 g 石菖蒲30 g 前胡30 g 牛膝30 g 寻骨风30 g 威灵仙30 g 肉桂15 g 附片15 g 制台乌15 g 石膏15 g 土鳖15 g 甘草15 g

【用法】白酒25 kg,浸泡7 d。每日3次,每次服15 mL。1月为1疗程。

【主治】肥大性脊柱炎。

六味地黄丸《小儿药证直诀》

【组成】熟地黄24 g 山茱萸12 g 干山药12 g 泽泻9 g 茯苓去皮9 g 丹皮9 g

【用法】炼蜜和丸,丸重约15 g。成人每服1丸,日3服,空腹时服,开水送下,或水煎服。

【功效】滋补肝肾。

【主治】肝肾阴虚。症腰膝酸软、头目眩晕、耳鸣耳聋、盗汗遗精以及小儿囟开不合之症,或虚火上炎而致骨蒸潮热、手足心热,或消渴,或虚火牙痛、口燥咽干、舌红少苔、脉细数。

【方解】本方系将《金匮要略》的肾气丸,减去桂枝、附子所组成。原著用治小儿肝肾阴虚不足之证肾为先天之本·肾主骨生髓,《灵枢海论》说:"脑为髓之梅","髓海不足,则脑转耳鸣,胫酸眩冒",故腰膝酸软、头眩晕、耳鸣耳聋等,皆为阴阳(水火)并存之脏,肾阴虚则阳易亢,亦即所谓"水亏火旺"之类。盗汗、遗精、骨蒸潮热、消渴、牙痛、口燥咽干、舌红少苔等症,俱属阴虚阳亢,或水亏火旺所导致,故本方立法,以肾、肝、肾三阴并补而重在补肾阴为主。

方中熟地黄滋肾阴,益精髓是为君药;山茱萸酸温滋肾益肝,山药滋肾补脾,共成三阴并补以收补肾治本之功,亦即王冰所谓:"壮水之主以制阳光"之义。本方配伍的另一特点是"补中有泻",即泽泻配伍熟地黄而泻肾降浊;丹皮配山茱萸以泻肝火;茯苓配山药而渗脾湿。此即所谓"三泻",或称"三开"。如此配伍,虽是补泻并用,但是配"泻"是为防止滋补之品产生滞腻之弊,实际还是以补为主。再从本方"补"与"泻"的用药量来看,"三补"的用药量大于"三泻"的用量,这也是说明滋补为主的一个方面。

【应用】现代常用本方治疗慢性肾炎、高血压、糖尿病、神经衰弱等病,但必须具有肝肾阴虚的证候。

壮筋续骨丹《伤科大成》

【组成】党参60 g 黄芪90 g 当归60 g 白芍30 g 熟地黄120 g 川芎30 g 菟丝子60 g

川断 45 g　骨碎补 90 g　补骨脂 60 g　杜仲 30 g　虎骨 30 g　木瓜 30 g　桂技 30 g　三七 30 g
五加皮 45 g　**土鳖** 90 g　刘寄奴 60 g

【用法】研细末,砂糖泡水泛丸,每服 12 g,温酒送下。

【功效】补益肝肾,强筋壮骨。

【主治】损伤后期,肝肾亏损。症见筋骨软弱、疲乏无力、舌淡、脉细弱等。

【方解】方中党参、黄芪、当归、白芍、熟地黄、川芎补气养血,充养肌肉;菟丝子、川断、骨碎补、补骨脂、杜仲补益肝肾,强壮筋骨;虎骨、木瓜、桂枝、三七、五加皮、土鳖、刘寄奴舒筋活络,壮筋续骨。诸药合用,共奏补气血、益肝肾、强筋骨、通络之功。

补筋丸《医宗金鉴》

【组成】丁香 30 g　沉香 30 g　木香 9 g　丹皮 30 g　当归 30 g　牛膝 30 g　人参 9 g
熟地黄 30 g　茯苓 30 g　山药 24 g　肉苁蓉 30 g　菟丝子 30 g　蛇床子 30 g
五加皮 30 g　木瓜 30 g　白莲蕊 30 g

【用法】共为细末炼丸,如弹子大。每丸重 9 g,用酒送服。

【功效】补筋骨,益气血,通经络。

【主治】虚弱之人,跌仆伤筋,血脉壅滞。症见筋肉青紫肿痛,患处活动不便,形体虚弱,面色无华。

【方解】方中丁香、沉香、木香行气消滞;丹皮、当归、牛膝活血祛瘀;人参、熟地黄、茯苓、山药补益气血。肉苁蓉、蛇床子、菟丝子、五加皮温补肝肾,强壮筋骨;木瓜舒筋活络;白莲蕊清泄虚火,诸药共奏平补筋骨之功。

小　结

强筋壮骨剂按其功效不同,分为益气养血强筋壮骨剂、调补脾胃强筋壮骨剂、补养肝肾强筋壮骨剂(见表 3 - 4 - 1)。

表 3 - 4 - 1　五味的具体作用

分类	适应证	代表方
益气养血	损伤后期,气血亏损	汤加味八珍汤/加味补中益气
强筋壮骨剂	筋骨萎弱	人参紫金丹
调补脾胃剂	损伤后期,气血亏损	健脾养胃汤,健脾除湿汤
强筋壮骨剂	脾胃虚弱,运化失职	人参健脾丸
补养肝肾强筋壮骨剂	损伤后期,筋骨虽续,肝肾已虚,肢体功能尚未恢复	补肾壮筋汤,补肾活血汤,壮筋养血汤,抗骨质增生丸,六味地黄丸

(熊若虹)

第五章　祛痹剂

《内经》说:"风、寒、湿三气杂至,合而为痹也。其风气胜者为行痹,寒气胜者为痛痹,湿气胜者,为着痹也。"中医临床上根据病邪偏胜和病变部位、证候特点,有风痹、寒痹(痛痹)、湿痹(着痹)、热痹以及历节、痛风、周痹、行痹、血痹、气虚痹、血虚痹和心、肝、脾、肺、胃、肠、胞等脏腑痹等。总之,凡是邪气闭阻肢体、经络、脏腑所引起的多种闭阻证候,都形成多种痹证。

痹证与伤科疾病的关系密切。痹之为病,是因邪气闭塞经络、肢体、脏腑,使气血痹阻不通。跌打损伤者病因、病理上的显著特点,也是气滞血瘀.若更兼风,寒、湿邪杂至,则易合而为痹。伤科疾病与痹证,常同时并存,故对伤后经络痹痛的治疗,也必须采取活血化瘀与解凝祛痹协同治疗法。如以肢体肌肉关节疼痛,游走不定为表现者属风痹(行痹),治当侧重祛风通络、散寒除湿;若以疼痛剧烈、痛有定处,遇寒则甚为表现者属寒痹(痛痹),治当侧重温经散寒、祛风除湿;若以关节肢体疼痛重着为表现者属湿痹(着痹),治当侧重除湿运脾、祛风散寒;若以关节疼痛、红肿热灼为表现者属热痹,治当侧重清热通络、疏风胜湿;若以伤后关节肢体疼痛、痿软不仁为表现者属瘀血痹,治当侧重祛瘀散寒、通经活络。伤科主要是此5种痹。

当然,风、寒、湿、热诸痹是相对而言,彼此间可因体质、时间和用药等条件的不同,常出现相互转化的可能。祛痹剂大体上可分为温经通络剂和舒筋活络剂两大类。

第一节　温经通络剂

这类方剂为祛除寒湿之邪、温通经络的一类方剂。具有温经散寒、祛风胜湿、活血止痛之功。适用于筋骨损伤之后,风寒湿之邪乘虚浮而入,侵袭经络,留而成痹。主要表现为伤处遇天气阴雨即酸痛,并随风寒、湿及血瘀之侧重不同,表现也各有侧重。这类方剂代表方有大红丸、麻桂温经汤、乌头汤等。

大红丸(《仙授理伤续筋秘方》)

【组成】煅自然铜120 g　骨碎补500 g　何首乌500 g　牛膝300 g　芍药500 g　川乌710 g　细辛240 g　土当归300 g　天南星500 g　赤小豆1 000 g　青桑炭(注:原方无剂量,且"欠此一味亦可")

【用法】醋煮面粉为丸,如梧子大,朱砂为衣。每服39丸,温酒或醋下;或与小红丸互用。

【功效】补肾活血,温经通络。

【主治】跌仆损伤,瘀血痹。症见跌扑损伤、骨折、筋断、疼痛痹冷、外肿内痛、关节活动障碍。

【方解】骨折筋断之后,经脉之中尚有陈瘀残留,气血通畅不和,复又感风、寒、湿之邪,则患肢疼痛痹冷,活动障碍,尤以下肢关节损伤更为多见。治当一面补养肝肾,接骨续筋,一面活血祛瘀,温经通络。

方中煅自然铜、骨碎补接骨续筋,何首乌、牛膝、芍药补益肝肾,共呈强筋壮骨之效;川乌、细辛、土当归祛风散寒,湿通经络、活血;天南星、赤小豆、青桑炭燥湿除痰、祛风止痛。诸药合用,可使筋骨强健。寒湿温散,则经络疏通,痹痛解除。

【应用】(1)加减应用:风湿甚,加羌活、独活、防风祛风胜湿;寒湿甚,加秦艽、姜黄、防己、海桐皮温经通络。

(2)近代应用:骨折、筋断后期,伴发风湿性关节偏寒者。

麻桂温经汤（《伤科补要》）

【组成】麻黄 桂枝 白芷 细辛 桃仁 赤芍 红花 甘草 （原书无剂量）

【用法】河水煎服。

【功效】温经通络，活血祛瘀。

【主治】筋骨损伤以后，风寒湿入络而痹痛，即损伤与寒痹并病。

【方解】本剂组方原则是用温经散寒、活血化瘀两者兼顾的方法，麻黄苦辛温，入肺膀胱经，祛风寒，发汗利水；桂枝甘辛湿，入肺、心、膀胱经，解肌温经而通阳；白芷辛温，入肺、胃经，祛风寒，解表散湿止痛；细辛辛温，入肺、肾经，祛风散寒止痛；该组药针对痹而设。桃仁、红花、白芍活血化瘀，以治伤损，针对瘀而没。甘草调和诸药。如此，痹瘀合治而双解，共同起到祛瘀解痹的作用。

【注意】(1)阴虚内热者忌用。

(2)阴虚血燥者，应配伍养血滋阴药或慎用。

乌头汤（《金匮要略》）

【组成】制川乌头 12 g　麻黄 8 g　芍药 12 g　炙甘草 12 g　黄芪 20 g　白蜜 80 g

【用法】将制川乌头、麻黄、芍药、黄芪、炙甘草加水煎取 1/2 药汁，加白蜜再煎取 1/2。将药汁混合，分 2 次服。

【功效】温经通络，祛寒止痛。

【主治】跌打损伤，寒湿痹症。症见关节疼痛剧烈、肿大、不可屈伸，可见舌质淡或胖嫩，苔细白而滑，即或少苔也有津液，脉沉或紧或缓。

【方解】跌打损伤后，复感寒湿留于关节、经脉痹阻不通，气血运行不畅，故关节剧烈疼痛，不能屈伸。治以乌头汤温经祛寒、除湿解痛。

方中川乌祛寒解痹；麻黄发汗宣痹；芍药、甘草缓急舒筋；黄芪益气固卫，助麻黄、乌头以温经止痛，又可防麻黄过于发散；白蜜甘缓，解乌头毒。诸药配伍能使寒湿之邪汗而解，病邪去而正气不伤。正如《金匮要略心典》中谓："寒湿之邪非麻黄、乌头不能去，而病在筋节，又非如皮毛之邪可一汗而散乾。故以黄芪之补、白芍之收、甘草之缓，牵制二物，俾汤深入而去留邪。"

【应用】(1)加减应用：上肢疼痛，加桂枝、桑枝、羌活；下肢疼痛，加牛膝、木瓜、前仁；腰背痛，加杜仲、桑寄生、续断；背颈痛，加葛根；三叉神经痛，加川芎、全虫、僵蚕；坐骨神经痛，加牛膝、细辛、威灵仙。

(2)近代应用：实验表明，本方有显著的抗炎作用和镇痛作用。风湿病以局部炎症和疼痛为主症，本方及其组成药的抗炎、镇痛作用显然有着重要的临床意义。

实验还表明本方能显著兴奋肾上腺皮质功能。这一作用既可能是治疗慢性炎症的机理，又可能因增强肾上腺皮质功能而提高机体的非特异性抵抗能力。

【注意】乌头有毒，服后可能有反应，故应掌握适当的用法。如服乌头汤后，唇舌肢体麻木，甚至昏眩吐泻，此时应加注意；若脉搏、呼吸、神志等方面无大的变化，则为"瞑眩"反应，是有效之征；如服后见到呼吸、心率加快、脉搏有间歇现象，甚至神志昏迷的，则为中毒，当急救。

附：防止乌头毒性

(1)必须高温久煎，至少 2 h 以上。

(2)与乌梅、蜂蜜等有机酸药物配伍。

(3)生姜15 g、甘草15 g、银花18 g煎服,可临时抢救生川、草乌中毒。

(4)出现心律不齐,用苦参30 g水煎服。

(5)急救时可使用生白蜜120 g加凉开水搅匀吞服,徐服至500 g。

第二节 舒筋活络剂

这类方剂是治疗筋不舒而拘急、络不和而凝涩的一类方剂。具有舒筋、通络之功效。适用于骨折、脱位、软组织损伤中后期之酸、胀、麻、痛、痹以及运动障碍等症。

这类方剂代表方有五灵二香丸、小活络丸、活络丸、独活寄生汤及蠲痹汤等

五灵二香丸(成都体院方)

【组成】五灵脂120 g 制川乌25 g 制草乌25 g 乳香(去油)30 g 没药(去油)30 g 麝香0.3 g 薄荷冰3 g

【用法】上药共为细末,炼蜜为丸。每丸重6 g;或泛水丸,梧桐子大。每日2~3次,每次蜜丸1丸,水丸服3 g,温开水或酒送服。

【功效】活血镇痛,舒筋活络。

【主治】神经痛,风湿性关节痛,肢节拘挛麻痹,新旧伤常肿痛者。

【方解】本方主要用于治疗陈旧性损伤,复感风寒湿痹、气滞血瘀所形成的各种证候。方中五灵脂行血止痛为君,制二乌祛风除湿为臣,乳香、没药行气活血、止痛为佐,麝香、薄荷冰辛凉窜透、行气活血为使。该方组方简明精干,疗效良好。

【注意】孕妇、贫血症、心脏病、月经期禁服。

小活络丸《中国医学大辞典》

【组成】胆南星80 g 制川乌80 g 制草乌80 g 白地龙(瓦焙干)80 g 乳香(去油)30 g 没药(去油)30 g 麝香0.4 g

【用法】(1)蜡丸:上述药共研细末,倒入120 g白酒中,调成糊糊,将药粉调成团,做丸晾干,蜡封。每丸重4 g,每服1丸,每日2次。饭前用温开水化服。

(2)水丸:上述药共研细末,做水丸。每次服4 g,每日2~3次。饭前温开水送服。

【功效】祛风除湿,通络止痛。

【主治】跌打损伤,瘀阻经络,四肢麻痹,关节障碍,坐骨神经痛,全身痹痛经久不愈。

【方解】经络是人体气血运行的通道,大者为经,小者为络,分布在人体表浅部,常易见的是络。络之不活,通常是由于络脉被风、寒、湿、痰等因素所阻滞,而跌打损伤所致之气血瘀阻同要可造成络脉阻滞,如再感受风、寒、湿、痰之邪,则必将促使气血更加瘀阻。治疗上除需行气化瘀、活血通经外,还应祛除风、寒、湿、痰,方能达到治疗目的。

方中胆南星、制二乌、白地龙逐经络之风,乳香、没药通络止痛,麝香入筋骨、搜散风湿。综观全方,主要作用为活络以通经,经络通畅则筋得养,风寒湿痰诸邪亦可解除。组方精干,疗效确实,为伤科常用方剂。

【应用】血虚者,用四物汤送服。内科中风的后期所遗留的半身不遂、关节拘急、疼痛、麻木不仁可用本方治疗。

【注意】孕妇、月经期妇女、6 岁以下幼儿、胃溃疡者忌服。

活络丸(成都体院方)

【组成】秦艽 40 g　川芎 40 g　何首乌 24 g　狗脊 16 g　杜仲 32 g　续断 32 g　甘草 16 g　桑寄生 32 g　千年健 40 g　防风 24 g　松节 32 g　天麻 24 g　独活 24 g　钻地风 16 g　桂枝 16 g　川厚朴 24 g　金银花 24 g　石斛 24 g　当归 24 g　川牛膝 24 g　泽泻 32 g　牡蛎 24 g

【用法】做水丸。每服 2~4 g,每日 2~3 次。开水送服,或酒吞服。

【功效】祛风除湿,舒筋活络,活血止痛。

【主治】一切跌打损伤后关节不利,患处痿软胀痛,风湿痹痛。

【方解】秦艽苦、微寒,祛风除湿、活血舒筋、清热利尿;川芎辛温走窜,通达血脉,二药配伍,通经活络之力更大,共为君药。何首乌补肝肾之阴精;狗脊强肾而祛风湿痹邪;杜仲补肝肾、壮筋骨;续断补中兼行,为续筋要药;甘草补中强筋;桑寄生补肝肾、强筋骨、益精血,且而祛风除湿,该组药共同起到补肾强筋之功。千年健辛温、祛风湿、健筋骨;防风祛风除湿,为风中润药;松节祛风除湿;天麻祛风止痛而治挛急;独活祛风除湿而利关节;钻地风祛经络风湿、舒筋活络;桂枝辛温发散,使祛风寒湿痹的作用猛增;川厚朴行气燥湿,该组药共同祛风除湿。金银花甘凉、清热解毒,防止本方过于辛温燥烈。石斛味苦性凉、生津益胃、清热养阴,与辛温燥烈的祛风除湿药配伍,达到相互协同,相互监制的作用。当归行气活血,牛膝通利血脉,二药配伍,使血液流畅。泽泻利水,牡蛎固涩。

【注意】孕妇、月经期妇女忌服。

独活寄生汤(《备急千金要方》)

【组成】独活 15 g　细辛 6 g　防风 9 g　秦艽 10 g　桂心 9 g　桑寄生 24 g　牛膝 15 g　杜仲 15 g　党参(人参)12 g　茯苓 12 g　甘草 3 g　干地黄 18 g　当归 9 g　芍药 30 g　川芎 9 g

【用法】水煎服。亦可水煎,熏洗患部。

【功效】补虚宣痹。

【主治】损伤后期,肝肾两虚,气血不足,风寒湿邪侵袭为患。症见腰膝重痛,畏寒喜暖,腿足无力,肢节屈伸不利,或麻木不仁、舌白脉迟者。

【方解】腰为肾之府,膝为筋之府。若营卫空虚,肝肾不足,风寒湿邪乘机而至,客于腰膝,则腰膝重痛,腿足无力,屈伸不利。畏寒喜暖、舌白脉迟均属寒象。

本方为扶正祛邪、补泻兼施的方剂。对于肝肾、气血虚损,又感受风、寒、湿邪而成痹的正虚邪实病人,本方为常用的代表方剂。方中独活、细辛、防风、秦艽祛风除湿,桂心温散寒邪,通利血脉,对于风寒湿三气合而成痹之证,能呈宣痹止痛功效。该组药以祛邪为主。桑寄生、牛膝、杜仲补肝肾、强筋骨,党参、茯苓、甘草补气实卫,干地黄、当归、芍药、川芎养血、调血,取"治风先治血"、"血行风自灭"之意。该组药物以补肝肾、益气血,即扶正为主。本方是用独活代表祛风寒湿痹药物,寄生代表补肝肾药物,由方名则可知本方的意旨所在。

【应用】坐骨神经痛因风寒湿邪留着而致的风湿型,可用本方进行治疗,常重用白芍、甘草二味以缓急止痛,增强止痛功效,并适当加入附片、干姜、乳香、没药之类,增强温经活血的力量。《三因方》谓本方撞治历节风。

蠲痹汤(《医学心悟》)

【组成】羌活12 g 独活12 g 桂枝(桂心)8～12 g 秦艽12 g 海风藤40 g 桑枝40 g 当归12 g 川芎8～12 g 木香5～12 g 乳香4～8 g 炙甘草5 g

【用法】水煎服。

【功效】祛风湿,止痹痛,养血活血。

【主治】损伤后风寒邪侵入肢体,关节疼痛或沉重麻木、屈伸不利、得热痛减、遇冷加重,局部无红肿烧热。

【方解】羌活、独活、桂枝(挂心)、秦艽、海风藤、桑枝祛风除湿,为本方之君药;当归、川芎、木香、乳香行气活血,气通则血活,血活则风自灭,湿亦随去,为本方之臣药;炙甘草调和诸药为使。本方虽以祛邪为主,但具备养血活血作用,最为平稳。

【应用】在本方基础上,加减运用,可治疗各种类型的痹症。风胜者,加防风;寒胜者,加刺附子;湿胜者,加防己、苍术、苡仁;痛在上肢者,加威灵仙,姜黄。痛在下肢者,加牛膝、续断。

类风湿性关节炎丸(成都体院方)

【组成】制马钱子300 g 川牛膝30 g 苍术36 g 麻黄36 g 乳香36 g 没药36 g 全竭36 g 僵蚕36 g 甘草36 g

【用法】研细末,做小水丸如米粒大。晚睡前服0.7～1.5 g。

【功效】搜风通络,活血舒筋,止痛。

【主治】类风湿性关节炎,关节僵直、畸形。

【注意】有心、肝、脾、胃、肾疾病患者不宜用。

三妙丸(《医学正传》)

【组成】黄柏120 g 苍术120 g 牛膝60 g

【用法】上药共研细末,炼蜜为丸,每丸重6 g。每日2～3次,每次1丸。

【功效】清热燥湿,通利关节。

【主治】关节、肌肉湿热性疼痛,湿热脚痿。

五加皮丸(成都体院方)

【组成】五加皮160 g 远志40 g 甘草20 g

【用法】三药共为细末,炼蜜为丸,丸重6 g。每日2～3次,每次服6 g;饭前用温开水吞服。

【功效】强筋骨,祛风湿。

【主治】韧带松弛,关节软弱无力。

【注意】孕妇及风湿性心脏病禁服。

小　结

这类方剂均有祛风胜湿、通络止痛之功。适用于伤后风寒湿之邪痹阻经络而致的关节肌肉疼痛之症。按其功效侧重不同,可分为温经通络剂及舒筋活络剂(见表 3 - 5 - 1)。

表 3 - 5 - 1　舒筋活络剂分类

分类	适应证	代表方
温经通络剂	筋骨损伤以后.风寒湿之邪乘虚而入,侵袭经络,留而成痹	大药丸,麻桂温经汤,乌头汤
舒筋活络剂	骨折、脱位、软组织损伤中后期之酸、胀、麻、痛、痹以及活动障碍	五灵二香丸,小活络丸,活络丸,独活寄生汤,蠲痹汤

（熊若虹）

第六章　外用剂

凡各类中药按组方原则,结合病情需要,配伍成方,经过适当加工处理,制成一定的制剂形式,供治使用,统称为外用剂。

第一节　清热解毒剂

这类方剂为具有清热解毒、散瘀消痛、排脓止痛功效的一类方剂。适用于跌打损伤早期瘀血内积、经脉不通,表现为局部红肿热痛、舌红苔黄、尿赤便秘、脉洪数。

这类方剂代表方有如意金黄散、金黄散、新伤药等。

如意金黄散(《外科正宗》)

【组成】黄柏2 500 g　大黄1 500 g　姜黄2 500 g　白芷2 500 g　天花粉5 000 g　陈皮1 000 g　厚朴1 000 g　苍术1 000 g　天南星1 000 g　甘草1 000 g

【用法】共研极细粉,瓷器收贮,勿令泄气。外用干掺或敷患处四周,可用葱、酒、油、蜜、菊花露、银花露、丝瓜叶捣汁外敷。或用凡士林、如意金黄散4∶1调匀成膏涂敷。

【功效】清热解毒,活血散瘀,消肿止痛。

【主治】跌打损伤,热毒瘀滞。症见局部红肿、热痛,尿赤便秘,舌红苔黄,脉象弦数。

【方解】跌打损伤,经脉破损,瘀热内积,气滞血瘀,则肿痛难忍;郁而化热,则局部红、热,并见尿赤便秘,舌红苔黄,脉象弦数。

黄柏燥湿、泻火、解毒,为君药;大黄解毒、凉血、祛瘀,姜黄破血通经、消肿止痛,白芷、天花粉解毒、消肿、排脓,陈皮、厚朴行滞消肿,苍术燥湿解秽、逐皮间风水结肿,天南星燥湿散结、消肿止痛,甘草泻热解毒,共为臣药。

【应用】凡跌打损伤或一切外科病症而见红肿热痛者均可应用,甚则随所用"引子"不同,尚可用于阴症,如用葱汁、酒同煎调敷,可用于治炎流毒、附骨痛疽、鹤膝风等。现临床上常用于急性蜂窝组织炎属阳证者。

【注意】(1)疮痛已溃者,溃疡面息用。

(2)阴疽慎用。

金黄散(《证治准绳》)

【组成】白芷　白芨　白蔹各等份

【用法】共研细末,用新汲水调敷患处。

【功效】解毒消肿止痛。

【主治】跌打损伤早期肿痛。

【方解】白芷祛风燥湿,消肿止痛排脓;白芨收敛止血,消肿生肌;白蔹清热解毒,敛疮生肌。

新伤药水(成都体院方)

【组成】黄芩50 g　生大黄40 g　黄柏20 g　三棱25 g　莪术25 g　羌活20 g　独活20 g　川药20 g　白芷20 g　血通40 g　延胡索10 g

【用法】以上药粉碎成粗粉,分装若干纱布袋内,放入缸中,加45%酒精浸泡。每用药50 g,加45%酒精500 mL。每周翻动药袋1次,浸泡1月左右,即可使用。使用时将药水浸于棉花或纱布上,外敷患处。

【功效】清热散瘀,消肿止痛。

【主治】各种闭合性骨折、脱位和软组织损伤早期有肿痛瘀血者。

一号新伤药(成都体院方)

【组成】黄柏40 g　白芷12 g　血通15 g　血竭4 g　羌活8 g　独活8 g　木香12 g　延胡索15 g

【用法】以上药共研细末,用蜂蜜或开水调和,根据患处大小适量摊于油纸或纱布上,贴于患处。药干燥后,可重新加蜜或水,再敷。可连敷2 d。

【功效】清热散瘀,消肿止痛。

【主治】新伤局部疼痛,微肿微烧,活动不能着力。

二号新伤药(成都体院方)

【组成】大黄25 g　红花15 g　牛膝15 g　川芎25 g　芙蓉叶10 g　血竭15 g　海桐皮15 g　独活25 g　木香25 g　木通15 g　白芷25 g　延胡索15 g　黄柏50 g

【用法】同"一号新伤药"。

【功效】清热散瘀,通经活血。

【主治】受伤后局部红、肿、热、痛症状较为严重,经络不通。

【方解】方中大黄、红花、牛膝、川芎、芙蓉叶、血竭活血祛瘀,海桐、独活、木香、木通、白芷、延胡通经络,黄柏清热。

三号新伤药（成都体院方）

【组成】官桂25 g　丁香5 g　檀香5 g　木香10 g　川芎15 g　白芷25 g　乳香10 g　没药10 g　牛膝10 g　血通15 g　续断20 g　海桐15 g　合欢皮15 g　骨碎补25 g　地肤子25 g

【用法】同"一号新伤药"。

【功效】活血散瘀，行气祛寒，通络止痛。

【主治】骨伤或软组织伤在急性期后局部发硬、胀痛，肢端发冷。

【方解】方中官桂、丁香、檀香散寒止痛；木香、川芎、白芷祛风理气；乳香、没药、牛膝、血通通经络，散瘀血；续断、海桐、合欢皮、骨碎补续筋接骨；地肤子燥湿。

四号新伤药（成都体院方）

【组成】黄柏50 g　延胡索15 g　红花10 g　没药10 g　当归15 g　儿茶15 g　木香15 g　血通25 g　羌活10 g　独活10 g　千年健15 g　地肤子10 g　骨碎补10 g　紫荆皮15 g

【用法】同"一号新伤药"。

【功效】清热散瘀，通经止痛。主治骨伤和软组织伤后局部烧痛、肿胀。

【方解】伤后因局部出血及渗出物过多而壅塞郁闭，郁积化热，致使局部烧痛、肿胀。

方中黄柏、玄胡、红花、没药、当归、儿茶主活血、破瘀、退烧、止痛；配以木香、血通、羌活、独活、千年健、地肤子、骨碎补、紫荆皮增强功效。

应用"四号新伤药"与"二号新伤药"所治的伤症相似，但受伤时间较久，发热的程度较轻，还有兼顾正气之品。

"四号新伤药"与"三号新伤药"比较，则一偏重热证，一偏重寒湿。

五号新伤接骨药（成都体院方）

【组成】大黄40 g　苏木20 g　广木香24 g　大葱白（带须适量）

【用法】先将葱白砸碎、捣烂，加入药粉调敷患处。

【功效】接骨，散瘀。

【主治】新伤骨折下陷。

主要用于小儿头骨和肋骨骨折凹陷，瘀血肿胀者。

第二节　消瘀止痛剂

这类方剂为具有消瘀止痛、活血祛湿、清热行血功效的一类方剂。适用于跌打损伤、骨折、筋断、脱位各期以及风湿痹阻经脉所致各种痛症。

一号熏洗药（成都体院方）

本方已有成药出售，临床随证使用。

散瘀和伤汤(《医宗金鉴》)

【组成】番木鳖 15 g　红花 15 g　生半夏 15 g　骨碎补 9 g　甘草率 9 g　葱须 30 g

【用法】加水 5 碗煎沸后,入醋 80 g,再煎 5～10 min,熏洗患部,1 d 2～3 次。

【功效】通气活血,化瘀止痛。

【主治】一切碰撞损伤,瘀血积聚,肿胀疼痛,筋脉挛缩。

消肿化瘀散(《刘寿山正骨经验》)

【组成】当归　赤芍　红花　姜黄　红曲　元胡　血竭　乳香　大黄　鳖甲　生地　赤小豆　茄根(各等份)

【用法】共为细末,醋调敷患处。

【功效】活血祛瘀,消肿止痛。

【主治】跌打损伤,脱位伤筋,局部肿胀,瘀血作痛。

【方解】当归、赤芍、姜黄、红曲、红花活血祛瘀;元胡、血竭、乳香、大黄、鳖甲祛瘀生新、通利止痛;生地、赤小豆、茄根清热凉血、消肿止痛。

归尾泽兰汤(成都体院方)

【组成】当归尾 10 g　红泽蓝 10 g　川药花 10 g　血通 10 g　川芎 10 g　莪术 10 g　香附 10 g　苏木 10 g　土牛膝 10 g　松节 15 g

【用法】水煎,熏洗患部。2 d 1 剂,每日 1～2 次。

【功效】活血化瘀,消肿止痛。

【主治】陈旧性损伤,患肢肿胀发烧。

一号接骨外用药(成都体院方)

【组成】黄柏 30 g　续断 30 g　大黄 15 g　血通 15 g　龙骨 15 g　红花 15 g　延胡索 15 g　牛膝 15 g

【用法】共研细末,用少量蜂蜜和开水调匀,敷患部。

【功效】通气活血,消肿止痛,散瘀。

【主治】骨折后伤处疼痛,肿胀,皮下充血。

二号接骨外用药(成都体院方)

【组成】续断 30 g　骨碎补 30 g　自然铜 15 g　元胡 15 g　木香 15 g　血通 18 g　白芷 15 g　独活 15 g　秦艽 15 g

【用法】同"一号接骨外用药"。

【功效】行气活血,化瘀通络,接骨续筋。

【主治】骨折后 3～4 周肿痛减退,皮下瘀血基本散尽之时,常规使用。

【方解】续断、骨碎补、自然铜接骨续筋;元胡、木香、血通、白芷行气、活血、通经;独活、秦艽疏解肌表风湿。

外敷接骨药（成都体院方）

【组成】骨碎补 30 g　儿茶 30 g　白芨 30 g　自然铜 15 g　蛋粉 15 g　血竭 15 g　白芷 15 g　当归 15 g　羌活 15 g　血余 9 g　乳香 9 g。

【用法】同"一号接骨外用药"。

【功效】接骨，续筋，活血。

【主治】骨折后 3～4 周，瘀肿消失，骨折处已有纤维性粘连或少量骨痂，尚不能着力者。

第三节　温经通络剂

这类方剂具有温经散寒、通经活络、祛风除湿、化瘀止痛、强筋壮骨功效的一类方剂。适用于跌打损伤后期，瘀血未尽，风寒湿乘虚而入，痹阻经脉，肢体酸麻作痛，或素风寒湿邪留着经络、气血不得宣通而致痹痛之症。

这类方剂代表方有活络膏、二号熏洗药、软坚散、四生散、三号熏洗药、旧伤药等。

一号活络膏（成都体院方）

【组成】麝香 2 g　川芎 248 g　白芷 246 g　羌活 246 g　独活 246 g　当归 210 g　红花 410 g　血竭 50 g　续断 255 g　木香 246 g　没药 246 g　玉桂 410 g　丁香 410 g　檀香 410 g　山柰 44 g　排草 410 g

【用法】以上各药研为细末调和桐油 500 g、菜油 50 g、红丹 250 g 投入铁锅内熬成膏，膏温降至 50 ℃～60 ℃，加入混合的药粉 60 g，搅拌均匀后，摊于膏药布上即成。用时置微火上烤后，贴于患处。

【功效】温经通络，活血化瘀，祛风除湿。

【主治】损伤与风湿合并症，损伤后遗症，各肌肉关节痛以及麻木等。

【方解】麝香、川芎、白芷、羌活、独活起散及窜的作用，能逐陈久性筋骨之风湿；当归、红花、血竭、续断、木香、没药散瘀理气；玉桂、丁香、檀香、山柰、排草散寒止痛。

【注意】皮肤病禁用。

二号活络膏（成都体院方）

【组成】玉桂 210 g　丁香 210 g　檀香 210 g　山柰 48 g　川红花 210 g　麝香 2 g

【用法】同"一号活络膏"。

【功效】温经通络，活血止痛。

【主治】损伤后遗症，关节风湿痛。

【方解】玉桂、丁香、檀香、山柰散积寒、暖筋骨；川红花行血，麝香通经活络。

【注意】皮肤病禁用。

二号熏洗药（成都体院方）

【组成】通桂 45 g　吴茱萸 45 g　甘松 45 g　独活 45 g　土茯苓 45 g　威灵仙 45 g

陈皮 30 g　血通 30 g　川芎 30 g　藁本 30 g　骨碎补 30 g　钻地风 30 g　苍术 15 g
细辛 15 g

【用法】水煎、熏洗患部。

【功效】温经通络,行气散寒。

【主治】筋骨疼痛,腿脚麻木,风湿性关节痛。

软坚散(成都体院方)

【组成】黄芪 30 g　鸡血藤 90 g　海藻 90 g　川芎 60 g　赤芍 60 g　莪术 60 g　山豆根 60 g　生川乌 30 g　生草乌 30 g　苍术 30 g　穿山甲 15 g　白蔹 30 g　生南星 30 g　生半夏 30 g

【用法】以上药研末混匀,用时视患处范围大小,将药末用水、醋各半调成糊状,外敷患处,盖上牛皮纸或纱布包扎好,2～3 d 换药 1 次。上方用量用完为 1 疗程。

【功效】活血补血,温经通络,软坚散结。

【主治】骨化性肌炎。

【方解】黄芪补气生血、行血,鸡血藤行血补血,海藻软坚散结,共为本方之君药;川芎、赤芍、莪术、山豆根、生川乌、生草乌、苍术、穿山甲助黄芪、鸡血藤活血散瘀、温经消肿而止痛,白蔹、生南星、生半夏辅海藻软坚散结而祛邪,共为本方之臣药。

四生散(《和剂局方》)

【组成】生南星 90 g　生半夏 210 g　生川乌 15 g　生白附子 60 g

【用法】共为细末,以蜂蜜适量调成糊状外敷患处,或用醋调煮外敷。

【功效】温经通络,逐痰解毒,祛风止痛。

【主治】跌打损伤肿痛,关节痹痛而无热象。

【方解】天南星、生半夏温通经络、燥湿化痰,水肿散结;生川乌温经止痛,祛风除湿;生白附子祛风燥湿,化痰散结。

【注意】(1)皮肤破溃者不宜用。

(2)孕妇忌用。

三号熏洗药(成都体院方)

【组成】天南星 45 g　白蔹 45 g　赤芍 45 g　川红花 30 g　川芎 30 g　王不留行 30 g　木鳖子 30 g　泽蓝 30 g　川木香 30 g　海桐皮 30 g　土茯苓 30 g　鸡血藤 30 g　三棱 30 g　莪术 30 g　生川乌 20 g　生草乌 20 g　木瓜 20 g　穿山甲 15 g

【用法】水煎,熏洗患部。

【功效】活血通络,软坚散结,解痉止痛。

【主治】陈旧性软组织损伤,局部肿胀发硬,关节功能受限,骨化性肌炎及骨折、脱位后遗症。

一号旧伤药(成都体院方)

【组成】檀香 8 g　官桂 8 g　羌活 19 g　独活 19 g　松节 19 g　木香 12 g　血通 19 g

乳香8 g 续断19 g 土鳖虫19 g 儿茶12 g 紫荆皮19 g 白芨19 g

【用法】同"新伤药"。

【功效】温经,通络,止痛。

【主治】关节及软组织损伤日久,经常酸痛,不能着力。

【方解】檀香、官桂、羌活、独活、松节逐风寒湿、舒筋;木香、血通、乳香行气血、舒通经络;续断、土鳖、儿茶、紫荆皮接骨续筋;佐以白芨滋补甘敛,牵制方中辛散燥烈药物。

二号旧伤药(成都体院方)

【组成】官桂9 g 草薢9 g 羌活9 g 松节6 g 红花9 g 牛膝6 g 儿茶6 g 杜仲9 g 海藻9 g 黄芪9 g 续断12 g 土鳖12 g 合欢皮6 g 紫荆皮6 g

【用法】同"新伤药"。

【功效】温经通络,续筋强筋。

【主治】关节韧带伤后怕冷、发硬、软弱无力、酸痛、负重更痛等。

【方解】官桂、草薢、羌活、松节祛寒湿,除酸软;红花、牛膝、儿茶散瘀活血;杜仲、海藻软化硬结;黄芪补气助阳;续断、土鳖、合欢皮、紫荆皮续筋强筋。

【应用】本方主治症状比一号旧伤药为重。

三号旧伤药(成都体院方)

【组成】续断3 g 龙骨15 g 牛角炭15 g 远志9 g 骨碎补18 g 广土鳖15 g 儿茶9 g 自然铜3 g 紫荆皮15 g 羌活9 g 草薢12 g 合欢皮9 g 白芨12 g

【用法】同"新伤药"。

【功效】收缩松弛的韧带,强筋。

【主治】各关节伤后韧带松弛,不能支撑、发软、酸痛等者。

【方解】续断、龙骨、牛角炭、远志、骨碎补强筋;土鳖、儿茶、自然铜祛瘀、活血、强筋;紫荆皮、羌活、草薢、合欢皮除湿、强筋,白芨生肌、强筋。

四号旧伤药(成都体院方)

【组成】天生南12 g 生半夏12 g 白蔹9 g 云苓9 g 血通9 g 黄芪9 g

【用法】同"新伤药"。

【功效】软坚散结。

【主治】韧带伤后3～4周,关节部肿硬,成硬块,功能受限。

【方解】生南星、生半夏、白蔹软坚散结;云苓、血通通利;黄芪补气又有助于通利化瘀、软坚。

五号旧伤药(成都体院方)

【组成】当归15 g 黄芪9 g 川芎9 g 海桐12 g 草薢12 g 松节6 g 土鳖9 g

【用法】同"新伤药"。

【功效】补气血,通经络,续筋强筋。

【主治】关节伤后长期软弱或肿胀。

【方解】当归、黄芪、川芎补气生血、活血;海桐、萆薢、松节除风湿,通经络;土鳖续筋强筋。

六号旧伤药(成都体院方)

【组成】黄芪5g 天南星9g 生半夏9g 生二乌3g 蓖麻叶半张 土茯苓9g

【用法】同"新伤药"。

【功效】消瘀积、肿胀。

【主治】各关节损伤后关节囊水肿,功能受限,活动过多则烧、肿、痛。

【方解】黄芪、生南星、生半夏、生二乌逐水止痛;蓖麻叶、土茯苓清热除湿。

【应用】本方尤对膝关节的该类损伤,疗效显著。旧伤无瘀肿,或新伤较轻,数日后无瘀肿时,均可使用本方。此方药性平和,肌肉损伤也可施用。

小 结

本章药剂按其功效不同,可分为清热解毒剂、消瘀止痛剂、接骨续筋剂和温经通络剂四大类(见表3-6-1)。

表3-6-1 四大类药剂的具体作用

分类	适应证	代表方
清热解毒剂	跌打损伤早期,瘀血内积,经脉不通	如意金黄散,金黄散新伤药
消瘀止痛剂	跌打损伤,骨折、筋断、脱位各期以及风湿痹阻经脉所致各种痛症	一号熏洗药,散瘀和伤汤,消肿化瘀散,归尾泽兰汤
接骨续筋剂	跌打损伤,骨折筋断早、中期,虽经初期治疗,但瘀血未尽,气血欠旺,筋骨未坚	一号接骨外用药,二号接骨外用药,外敷接骨药
温经通络剂	跌打损伤后期,瘀血未尽,风寒湿邪乘虚而入,痹阻经脉;或素风寒湿邪留着经络,气血不得宣通而痹痛	活络膏,二号熏洗药,软坚散、四生散、三号熏洗药、旧伤药

(熊若虹)